Patricia Aguilar

Effets du Remicade® sur le SI au cours de la polyarthrite rhumatoïde

Patricia Aguilar

Effets du Remicade® sur le SI au cours de la polyarthrite rhumatoïde

Mémoire de DES de Pharmacie Spécialisée

Presses Académiques Francophones

Mentions légales / Imprint (applicable pour l'Allemagne seulement / only for Germany)
Information bibliographique publiée par la Deutsche Nationalbibliothek: La Deutsche Nationalbibliothek inscrit cette publication à la Deutsche Nationalbibliografie; des données bibliographiques détaillées sont disponibles sur internet à l'adresse http://dnb.d-nb.de.
Toutes marques et noms de produits mentionnés dans ce livre demeurent sous la protection des marques, des marques déposées et des brevets, et sont des marques ou des marques déposées de leurs détenteurs respectifs. L'utilisation des marques, noms de produits, noms communs, noms commerciaux, descriptions de produits, etc, même sans qu'ils soient mentionnés de façon particulière dans ce livre ne signifie en aucune façon que ces noms peuvent être utilisés sans restriction à l'égard de la législation pour la protection des marques et des marques déposées et pourraient donc être utilisés par quiconque.

Photo de la couverture: www.ingimage.com

Editeur: Presses Académiques Francophones est une marque déposée de
Südwestdeutscher Verlag für Hochschulschriften GmbH & Co. KG
Heinrich-Böcking-Str. 6-8, 66121 Sarrebruck, Allemagne
Téléphone +49 681 37 20 271-1, Fax +49 681 37 20 271-0
Email: info@presses-academiques.com

Produit en Allemagne:
Schaltungsdienst Lange o.H.G., Berlin
Books on Demand GmbH, Norderstedt
Reha GmbH, Saarbrücken
Amazon Distribution GmbH, Leipzig
ISBN: 978-3-8381-8972-7

Imprint (only for USA, GB)
Bibliographic information published by the Deutsche Nationalbibliothek: The Deutsche Nationalbibliothek lists this publication in the Deutsche Nationalbibliografie; detailed bibliographic data are available in the Internet at http://dnb.d-nb.de.
Any brand names and product names mentioned in this book are subject to trademark, brand or patent protection and are trademarks or registered trademarks of their respective holders. The use of brand names, product names, common names, trade names, product descriptions etc. even without a particular marking in this works is in no way to be construed to mean that such names may be regarded as unrestricted in respect of trademark and brand protection legislation and could thus be used by anyone.

Cover image: www.ingimage.com

Publisher: Presses Académiques Francophones is an imprint of the publishing house
Südwestdeutscher Verlag für Hochschulschriften GmbH & Co. KG
Heinrich-Böcking-Str. 6-8, 66121 Saarbrücken, Germany
Phone +49 681 37 20 271-1, Fax +49 681 37 20 271-0
Email: info@presses-academiques.com

Printed in the U.S.A.
Printed in the U.K. by (see last page)
ISBN: 978-3-8381-8972-7

TALE DES MATIERES

LISTE DES ABREVATIONS   5
LISTE DES FIGURES   7
LISTE DES TABLEAUX   8
LISTES DES ANNEXES   9

INTRODUCTION   10

PREMIERE PARTIE : PARTIE BIBLIOGRAPHIQUE   14

LA POLYARTHRITE RHUMATOIDE   15

I/ Généralités   15
    I/1. Données épidémiologiques   15
    I/2. Pathogénie   17

II/ La PR débutante   18
    II/1. Diagnostic clinique   18
    II/2. Bilan radiologique   19
    II/3. Bilan biologique   20
    II/4. Diagnostic différentiel   20

III/ La PR à la phase d'état   21
    III/1. Manifestations articulaires   21
    III/2. Manifestations extra-articulaires   23
    III/3. Diagnostic biologique   25
       III/3.1. Examens sanguins   25
          III/3.1.1. Syndrome inflammatoire   25
          III/3.1.2. Facteurs Rhumatoïdes   25
          III/3.1.3. Autres auto-anticorps   26
          III/3.1.4. Produits de dégradation de l'articulation et du collagène   28
       III/3.2. Examens du liquide synovial et de la synoviale   29
    III/4. Evaluation des facteurs pronostiques   30

IV/ Traitements (hors REMICADE®)   31
    IV/1. Traitements physiques   31
    IV/2. Traitements symptomatiques   32
    IV/3. Traitements de fond   34
       IV/3.1. Les anti-paludéens de synthèse   36
       IV/3.2. La chrysothérapie   36
       IV/3.3. Les dérivés amino-salicylés   37

  IV/3.4. Les dérivés thiolés   37
  IV/3.5. Le méthotrexate   38
  IV/3.6. Autres immunosuppresseurs   39
IV/4. Chirurgie   41
IV/5. Evaluation des traitements   41

V/ Evolution   42

V/1. Modalités évolutives   42
V/2. PR et mortalité   42

IMMUNOPATHOLOGIE DE LA PR   44

I/ Immunopathologie des lésions articulaires   44

I/1. Phase d'initiation   44
I/2. Phase de recrutement et d'inflammation   44
I/3. Phase de prolifération synoviale et de destruction articulaire   46
I/4. Phase de réparation   47

II/ Immunopathologie des lésions extra-articulaires   48

II/1. Facteurs génétiques   48
II/2. Complexes immuns   48
II/3. Rôle des IgA   48
II/4. Rôle des lymphocytes et des macrophages   49

III/ Rôle des cytokines   49

III/1. Les cytokines pro-inflammatoires   49
  III/1.1. Le TNF-α   50
  III/1.2. Effets des cytokines pro-inflammatoires   51
  III/1.3. Autres cytokines pro-inflammatoires   54
  III/1.4. Défauts des mécanismes spécifiques de régulation des cytokines pro-inflammatoires dans la PR   55
    III/1.4.1. Régulation de l'action de l'IL-1   55
    III/1.4.2. Régulation de l'action du TNF-α   56
    III/1.4.3. Anticorps naturels   56
III/2. Cytokines lymphocytaires   57
  III/2.1. Balance des cytokines régulatrices   57
  III/2.2. Cytokines d'origine lymphocytaire TH1 et inflammation   58
  III/2.3. Cytokines TH2 et activité anti-inflammatoire   59
III/3. Cytokines chémo-attractives   61
III/4. Cytokines favorisant l'angiogénèse   61

LE REMICADE®   62

I/ Les anticorps monoclonaux   62

I/1. Structure et fonctions des immunoglobulines   64
I/2. Mode d'obtention de la molécule d'influximab   65
     I/2.1. Production de l'anticorps monoclonal murin anti-TNF-α   65
     I/2.2. Production de l'anticorps monoclonal chimérique homme-souris   67
     I/2.3. Purification de l'anticorps monoclonal chimérique homme-souris   69

II/ Le TNF-α   70

III/ Anticorps monoclonal chimérique : INFLIXIMAB ou REMICADE®   71

III/1. Description de la molécule   71
III/2. Propriétés pharmacodynamiques   72
III/3. Résumé caractéristique du produit (RCP)   73
     III/3.1. Propriétés pharmacocinétiques   73
     III/3.2. Indication   73
     III/3.3. Posologie et mode d'administration   74
     III/3.4. Interactions médicamenteuses   74
     III/3.5. Contre-indications   75
     III/3.6. Effets indésirables   75
     III/3.7. Grossesse et allaitement   77
     III/3.8. REMICADE® en pratique   78
III/4. Etudes cliniques   79
III/5. Autres utilisations du REMICADE®   80

DEUXIEME PARTIE : ETUDE PERSONNELLE   82

OBJECTIFS DE L'ETUDE   83
MATERIELS & METHODES   85

I/ Population étudiée   85

II/ Dosages ELISA   86
II/1. Principe   86
II/2. Mode opératoire du dosage des anticorps anti-CCP   86
II/3. Mode opératoire du dosage de la MMP-3 totale : pro-MMP-3 et MMP-3 active humaine   88
II/4. Mode opératoire du dosage des anticorps anti-histones : anti-H1, anti-H2A, anti -H2B, anti -H3 et anti-H4   90

III/ Recherche des auto-anticorps en immunofluorescence   91
III/1. Recherche des auto-anticorps anti-nucléaires   91
     III/1.1. Principe   91
     III/1.2. Mode opératoire   91

III/2. Recherche des auto-anticorps anti-ADN double brin   92
      III/2.1. Principe   92
      III/2.2. Mode opératoire   92
III/3. Recherche des auto-anticorps anti-histones   93

IV/ Dosage des FR   93
IV/1. Néphélémétrie   93
IV/2. Technique de Peltier en immunofluorescence indirecte   94
IV/3. Variante en cytométrie de flux   94

V/ Statistiques   94

RESULTATS   95
I/ Etude de la population   95
II/ Etude des Facteurs Rhumatoïdes   95
III/ Etude de la Protéine C Réactive (CRP)   96
IV/ Etude de la vitesse de sédimentation globulaire (VS)   99
V/ Etude des taux de MMP-3 totale   102
VI/ Etudes des anticorps anti-nucléaires (ACAN)   104
VII/ Etude des anticorps anti-ADN   107
VIII/ Etude des anticorps anti-CCP   107
IX/ Etude des anticorps anti-histones d'isotype IgG   110
X/ Etude du groupe de patients ayant arrêté le REMICADE®   112
XI/ Tests de corrélation   114

DISCUSSION   115
CONCLUSION   123
BIBLIOGRAPHIE   124
ANNEXES   146

LISTE DES ABREVIATIONS

ACAN : Anticorps Anti-Nucléaires

ACR : American College of Rheumatology

ADN : Acide DésoxyriboNucléique   ADNr : ADN recombinant

AIMS : Arthritis Impact Measurement Scale

AINS : Anti-Inflammatoires Non Stéroïdiens   AIS : Anti-Inflammatoires Stéroïdiens

AKA : Anticorps Anti-Kératine

AMM : Autorisation de Mise sur le Marché

ANCA : Anticorps Anti-Cytoplasme des Neutrophiles

APF : Anticorps Anti-Périnucléaires

ARNm : Acide RiboNucléique messager

ATTRACT : Anti-TNF Trial in Rheumatoid Arthritis with Concomitant Therapy

BSA : Sérum Albumine Bovine

CCP : Peptide Cyclique Citrulliné

CD : Classe de Différenciation

CDR : Complementary Determining Region

CMH : Complexe Majeur d'Histocompatibilité

COMP : Cartilage Oligomeric Matrix Protein (protéine oligomérique de la matrice et du cartilage)

CRP : Protéine C Réactive

DCART : Disease Controlling Anti-Rheumatic Therapy (médicament anti-rhumatismal contrôlant la maladie)

DMARD : Disease Modifying Anti-Rheumatic Drug (médicament anti-rhumatismal modifiant la maladie)

EGF : Epidermal Growth Factor (facteur de croissance de l'épiderme)

ELISA : Enzyme Linked ImmunoSorbent Assay

EMIR : Echelle de Mesure de l'Impact de la polyarthrite rhumatoïde

ENA : Epithelial Neutrophil Activating (activateur des neutrophiles épithéliaux)

EVA : Echelle Visuelle Analogique

FGF : Fibroblast Growth Factor (facteur de croissance des fibroblastes)

FR : Facteur Rhumatoïde

GM-CSF : Granulocyte Macrophage - Colony Stimulating Factor (facteur favorisant la croissance des colonies des granulocytes et des macrophages)

H1 : Histone 1

HACA : Anticorps humain anti-anticorps chimérique

HAMA : Anticorps humain anti-anticorps murin

HAQ : Health Assessment Questionnaire

HAT : Hypoxanthine, Aminoptérine, Thymidine

HLA : Antigène des leucocytes humains

ICAM : Molécules d'adhésion Inter-Cellulaire

IFN : Interféron

Ig : Immunoglobuline

IGIF : Interferon-Gamma Inducing Factor (facteur induisant l'IFN-γ)

IL : Interleukine

IL-1RA : Récepteur Antagoniste de l'Interleukine-1

IRM : Imagerie par Résonance Magnétique

IV : Intra-Veineuse

LIF : Leukemia Inhibitory Factor

M-CSF : Macrophage – Colony Stimulating Factor (facteur favorisant la croissance des colonies de macrophages)

MCP : Monocyte Chemoattractant Protein (protéine chemo-attractive des monocytes)

MHAQ : Modified Health Assessment Questionnaire

µm : micromètre

MIP : Macrophage Inflammatory Protein (protéine inflammatoire des macrophages)

MMP : Métalloprotéase de la Matrice

MTX : Méthotrexate

NK : Cellules Natural Killer (cellules tueuses)

nm : nanomètre

OPD : o-PhénylèneDiamine

PAF : Platelet Activating Factor (facteur activateur des plaquettes)

PBS : Phosphate Buffered Saline (tampon phosphate salin)

PDGF : Platelet Derived Growth Factor (facteur de croissance dérivé des plaquettes)

PGE2 : Prostaglandines E2

PR : Polyarthrite Rhumatoïde

RT-PCR : Reverse Transcription - Polymerase Chain Reaction

S : unité Svedberg

SMARD : Symptoms Modifying Anti-Rheumatic Drug (médicament anti-rhumatismal modifiant les symptômes)

TACE : enzyme convertase du TNF-α

Tc : Lymphocyte T Cytotoxique   TCR : Récepteur des Cellules T

TGF : Transforming Growth Factor (facteur de croissance transformant)

TH : Lymphocyte T Helper ou auxiliaire

TIMP : Tissue Inhibitor of MétalloProtéinase (facteur inhibiteur des MMP)

TNF : Tumor Necrosis Factor (facteur de nécrose des tumeurs)

TNF-RI : Récepteur de type I du TNF-α

TNF-RII : Récepteur de type II du TNF-α

sTNF-R : Récepteur soluble du TNF-α

Tr : Lymphocyte T Régulateur

UV : Ultra Violet

VCAM : Molécule d'Adhésion des Cellules Vasculaires

VEGF : Vascular Endothelium Growth Factor (facteur de croissance de l'endothélium vasculaire)

VLA : Very Late Antigen

VS : Vitesse de Sédimentation

LISTE DES FIGURES

Figure n°1 : Différentes phases des lésions articulaires de la PR

Figure n°2 : Effets du TNF-α

Figure n°3 : Structure d'une immunoglobuline (IgM et IgE)

Figure n°4 : Production d'un anticorps monoclonal murin

Figure n°5 : Production d'un anticorps chimérique homme-souris

Figure n°6 : Différentes étapes de la purification du REMICADE®

Figure n°7 : Principe du dosage ELISA

Figure n°8 : Répartition des taux moyens de CRP en fonction des injections de REMICADE®

Figure n°9 : Répartition de la VS moyenne en fonction des injections de REMICADE®

Figure n°10 : Répartition des taux moyens d'ACAN en fonction des injections de REMICADE®

LISTE DES TABLEAUX

Tableau n°1 : Critères de classification de la PR selon l'ACR

Tableau n°2 : Classification anatomique d'après Steinbrocker, datant de 1949

Tableau n°3 : Classification fonctionnelle d'après Steinbrocker, datant de 1949

Tableau n°4 : Liste non exhaustive des principales manifestations extra-articulaires de la PR

Tableau n°5 : Principaux traitements de fond de la PR, effets secondaires et surveillance

Tableau n°6 : Répartition des patients en fonction de leur taux de CRP à chaque injection

Tableau n°7 : Moyennes ± Erreur Standard (ES) des taux de CRP en fonction des injections de REMICADE®

Tableau n°8 : Répartition des patients en fonction de leur VS à chaque injection

Tableau n°9 : Moyennes ± Erreur Standard (ES) des VS en fonction des injections de REMICADE®

Tableau n°10 : Moyennes ± Erreur Standard (ES) des taux de MMP-3 en fonction des injections de REMICADE®

Tableau n°11 : Répartition des patients en fonction de leur taux d'ACAN à chaque injection

Tableau n°12 : Moyennes ± Erreur Standard (ES) des taux d'ACAN en fonction des injections de REMICADE®

Tableau n°13 : Répartition des patients en fonction de leur taux d'anticorps anti-CCP à chaque injection

Tableau n°14 : Moyennes ± Erreur Standard (ES) des taux d'anticorps anti-CCP en fonction des injections de REMICADE®

Tableau n°15 : Moyennes ± Erreur Standard (ES) des taux d'anticorps anti-histones en fonction des injections de REMICADE®

Tableau n°16 : Moyenne ± Erreur Standard (ES) des taux d'anticorps anti-histones en fonction du taux d'ACAN

Tableau n° 17 : Moyennes ± Erreur Standard (ES) des différents paramètres en fonction de l'arrêt ou non du REMICADE®

LISTE DES ANNEXES

Annexe n°1 : Gamme d'étalonnage du dosage des anticorps anti-CCP

Annexe n°2 : Gamme d'étalonnage du dosage de la MMP-3 totale

Annexe n°3 : Fiche patient, MYOSOTIS

INTRODUCTION

Décrite par le français Auguste Landré-Beauvais en 1800, la polyarthrite rhumatoïde (PR) est le rhumatisme inflammatoire chronique le plus fréquent et le plus sévère chez l'adulte. Elle est classée dans le groupe des maladies auto-immunes et des connectivites. Il s'agit d'une affection très hétérogène, ce qui explique les difficultés de sa prise en charge thérapeutique. Certaines PR s'avèrent bénignes, d'autres au contraire sont d'une grande sévérité et résistent aux divers traitements. Il faut donc évaluer minutieusement l'activité de la maladie et recenser les facteurs de pronostic qui permettront dès le début, de proposer aux malades une réponse thérapeutique aussi personnalisée que possible.

La PR associe d'une part, une pathologie spécifique d'organe constante, représentée par l'atteinte articulaire, et d'autre part, une pathologie systémique inconstante, représentée par les manifestations viscérales de la maladie, la cible de l'auto-immunité n'étant pas établie, antigène de la membrane synoviale ou cartilage articulaire (Cantagrel, 1997).

En effet, pendant longtemps, on a pensé que les lésions articulaires étaient dues à la synovite rhumatoïde, c'est-à-dire à l'inflammation synoviale chronique déclenchée par un antigène inconnu. Cependant, l'observation clinique de patients ne présentant plus d'inflammation articulaire mais continuant à détruire leurs articulations d'une part, et les progrès de l'immunopathologie d'autre part, ont conduit à une nouvelle conception des mécanismes lésionnels. Aujourd'hui, les lésions sont également considérées comme secondaires à la prolifération intra-articulaire de la synoviale et du tissu de dégranulation constituant le pannus envahissant progressivement l'articulation (synovite inflammatoire chronique caractérisée par la prolifération d'un tissu de granulation conjonctivo-vasculaire avec infiltrat cellulaire lympho-plasmocytaire s'insinuant entre les surfaces articulaires). La PR peut donc être comparée à une affection tumorale proliférante non maligne localisée.

La PR peut également être considérée comme une maladie systémique, véritable connectivite entraînant des manifestations extra-articulaires parfois graves pouvant compromettre le pronostic vital (Sany, 1999).

La PR pose un véritable problème de santé publique, elle est fréquente et peut avoir, à cause de son retentissement articulaire, d'importantes conséquences socio-économiques. En effet, plus de la moitié des malades sont obligés d'arrêter leur activité professionnelle moins de cinq ans après le début de la maladie et dans 10 % des cas, la PR engendre une invalidité grave en moins de deux ans. D'autre part, elle peut altérer profondément la qualité de vie des malades et entraîner de grandes difficultés familiales.

Elle est responsable d'une augmentation de la mortalité qui est multipliée par 2,26 par rapport à une population témoin du même âge et elle réduit la durée de vie de 5 à 10 ans de certains malades atteints de formes graves (Sany, 1999).

Son diagnostic précoce, clinique et biologique, est donc difficile. C'est pourtant à ce stade qu'un traitement précoce peut être susceptible de contrôler l'inflammation intra-articulaire et ses conséquences sur la dégradation de l'os et du cartilage. La liste des éléments à prendre en compte dans l'établissement du diagnostic comprend tous les éléments sémiologiques cliniques de la maladie rhumatoïde, mais également les examens biologiques permettant un diagnostic positif de la maladie. Les examens les plus importants sont le dosage des marqueurs biologiques de l'inflammation, comme la Protéine C Réactive (CRP), la vitesse de sédimentation globulaire (VS), le dosage des facteurs rhumatoïdes ainsi que la recherche des auto-anticorps, en particulier les anticorps anti-filaggrine. La recherche de certains marqueurs de la dégradation cartilagineuse et de certaines métalloprotéases de la matrice (MMP), telles que MMP-1 ou collagénase-1 et MMP-3 ou stromelysine-1, participant au renouvellement physiologique de la matrice extra-cellulaire peut également apporter des renseignements sur l'activité de la maladie (Dougados, 1997).

Le manque d'identification de l'agent causal reste la limitation majeure pour un diagnostic et un traitement précoces et spécifiques de la PR, comme c'est le cas d'autres maladies inflammatoires dites auto-immunes. Cependant, son amélioration pendant la grossesse indique que cette maladie inflammatoire chronique peut encore s'améliorer à un stade tardif, vraisemblablement sous l'action d'agents non spécifiques comme les cytokines (Miossec, 1997).

Les stratégies thérapeutiques utilisées dans la PR se sont progressivement améliorées, elles sont devenues moins uniformes et plus adaptées à chaque patient. Cependant, de nouveaux traitements mieux tolérés et surtout plus efficaces n'ont pas été mis à disposition des malades, à l'exception du méthotrexate, utilisé à faibles doses, qui présente néanmoins

11

des limites notamment dans le contrôle de la progression de la maladie et dans les formes sévères.

Dans le même temps, les connaissances physiopathologiques ont fait des progrès considérables que ce soit en génétique ou dans la compréhension des mécanismes de l'inflammation synoviale et de la destruction articulaire. En particulier, le rôle majeur joué par pour les cytokines pro-inflammatoires, telles que le Tumor Necrosis Factor–alpha (TNF-α) et l'Interleukine-1 (IL-1) a été mis en évidence dans le déséquilibre de la balance entre les cytokines pro- et anti-inflammatoires et dans le déterminisme des lésions articulaires.

Deux arguments laissent penser que le TNF-α joue un rôle prépondérant de chef d'orchestre parmi les cytokines inflammatoires. Tout d'abord, il a été montré qu'une polyarthrite destructrice survenait chez des souris transgéniques pour le gène humain du TNF-α et que les principaux modèles expérimentaux d'arthrite pouvaient être atténués ou prévenus par traitement par un anticorps anti-TNF-α. D'autre part, des taux élevés de TNF-α sont présents dans environ 50 % des liquides synoviaux de PR, principalement au cours des formes les plus sévères (Meyer, 2000).

Si la plupart des traitements d'action lente ont été utilisés de manière empirique, le développement de l'utilisation thérapeutique d'agents biologiques a permis d'envisager au cours de la PR une immunothérapie rationnelle et ciblée. Après la déception des traitements anti-lymphocytaires, les thérapeutiques ciblées vers les cytokines ont apporté des résultats intéressants qui permettent d'envisager l'utilisation en pratique courante. C'est le cas des traitements contre le TNF-α (Wendling and Toussirot, 1999).

Les anti-TNF-α (anticorps monoclonaux et récepteurs solubles) sont les premiers agents biologiques ayant montré une efficacité clinique remarquable dans la PR, nettement supérieure à celle des traitements classiques, y compris celle du médicament de référence, le méthotrexate. Le taux de patients répondeurs est élevé, de l'ordre de 70 à 80 %, et la tolérance clinique à court et moyen terme paraît bonne.

Toutefois, un coût direct très élevé, un certain nombre d'inconnues scientifiques et économiques ne permettent pas la généralisation de ces médicaments innovants, du moins pour le moment. Les traitements anti-TNF-α sont donc dans l'immédiat proposés en seconde intention pour les patients les plus atteints, avec des formes actives et sévères de la maladie (Combe, 2000).

Notre étude s'est intéressée plus particulièrement aux effets de l'infliximab ou REMICADE® (Laboratoire Schering-Plough, Levallois-Perret, France), anticorps monoclonal chimérique anti-TNF-α, sur le système immunitaire, au cours de la PR.

Dans une première partie bibliographique, nous rappellerons les caractéristiques de la PR : épidémiologie, pathogénie, diagnostic clinique et biologique, ainsi que les traitements possibles (hors REMICADE®). Nous développerons ensuite l'aspect immunopathologique de la maladie, et nous détaillerons le REMICADE®, sa production et ses caractéristiques.

Dans la seconde partie, nous rapporterons les résultats séquentiels obtenus chez 41 patients atteints de PR et traités par REMICADE®. Dans cette cohorte, nous avons recherché les effets de ce traitement sur le système immunitaire des patients. Nous avons étudié les facteurs rhumatoïdes avant traitement, le suivi des paramètres biologiques, notamment des marqueurs de l'inflammation et de la MMP-3, et également le suivi des paramètres immunologiques, et plus particulièrement des anticorps anti-nucléaires, anti-ADN natifs, anti-peptides citrullinés cycliques (anti-CCP) et anti-histones. Nous avons ensuite déterminé les corrélations entre ces différents paramètres afin d'identifier si l'un d'eux aurait un caractère plus prédictif que les autres sur l'évolution de la maladie sous traitement par REMICADE®.

PREMIERE PARTIE :

PARTIE BIBLIOGRAPHIQUE

LA POLYARTHRITE RHUMATOIDE

La PR est une pathologie très handicapante, touchant surtout les membranes synoviales des articulations, mais pouvant également concerner tout autre tissu de l'organisme. L'atteinte est en général pluri-articulaire, avec une prolifération synoviale suivie d'une destruction de l'os, des tendons et du cartilage.

I/ GENERALITES

I/1. Données épidémiologiques

La PR est le plus fréquent des rhumatismes inflammatoires chroniques. Elle se déclare à n'importe quel âge, mais dans 80 % des cas entre 40 et 60 ans. La prédominance féminine est très marquée : 4 femmes pour 1 homme. Cette différence de sexe ratio s'atténue progressivement avec l'âge au-delà de 70 ans. Dix pour-cent des malades atteints de PR ont une histoire familiale (Weyand and Goronzy, 1994).

La PR existe dans le monde entier, sa prévalence est estimée à 1 % de la population adulte, ce qui semble surestimé pour la France. En effet, il est vraisemblable que certaines études épidémiologiques ont considéré comme des PR, des rhumatismes inflammatoires transitoires régressant spontanément en quelques années (Sany, 1999). Une étude réalisée en Bretagne a montré une prévalence de 0,62 % pour la PR (avec 0,86 % chez la femme et 0,32 % chez l'homme) (Saraux *et al.*, 1999).

L'incidence (c'est-à-dire le nombre de nouveaux cas observés par an) est extrêmement variable pour des raisons méthodologiques : aux Etats-Unis, les chiffres varient de 20 à 40 pour 100 000 personnes ; en France, l'incidence semble plus faible, une enquête effectuée dans le Nord-Est de la France, de 1986 à 1989, montre une incidence de 8,8 pour 100 000 personnes (avec 12,7 pour 100 000 femmes et 4,7 pour 100 000 hommes) (Guillemin *et al.*, 1994).

Pour faciliter le diagnostic, en 1958, l'American College of Rheumatology (ACR) a défini 11 critères diagnostiques de la PR qui permettaient alors de classer les malades en PR

15

possible, probable, certaine et classique. En 1987, cette classification a été révisée, et 7 critères ont été retenus pour évaluer un score universellement reconnu. Ce score a toutefois ses limites car le diagnostic est souvent en défaut pour les formes légères ou atypiques **(tableau n°1)** (Emery and Symmons, 1997).

Tableau n°1 : Critères de classification de la PR selon l'ACR
(d'après Sany, 1999)

---

1. Raideur articulaire matinale durant au moins 1 heure

2. Arthrites d'au moins 3 groupes articulaires

3. Arthrites touchant les mains (au moins une articulation)

4. Arthrites symétriques simultanées (une atteinte bilatérale sans symétrie absolue des articulation métacarpo-phalangiennes, interphalangiennes proximales ou métatarso-phalangiennes est acceptée)

5. Atteinte radiologique des mains et des poignets avec présence d'érosions ou de déminéralisation

6. Présence de nodules rhumatoïdes sous-cutanés

7. Présence de Facteur Rhumatoïde sérique

Au moins 4 de ces critères sont exigés pour porter le diagnostic de PR, les critère 1 à 4 devant être observés depuis au moins 6 semaines

---

I/2. Pathogénie

Bien que la PR soit considérée comme une maladie auto-immune et polyfactorielle, le ou les antigènes déclenchant la maladie demeurent inconnus. Différents facteurs sont à prendre en compte (Silman and Pearson, 2002).

✓ **Des facteurs génétiques** : ils interviennent pour environ 30 % des facteurs déclenchant la maladie. La PR est souvent associée à la présence de l'haplotype HLA-DRB1*04 (60 % des cas) et/ou de l'haplotype HLA-DRB1*01 (32 % des cas). En fait, 80 % des patients ayant une PR portent au moins un de ces allèles, contre 30 % chez les sujets sains : ces allèles sont dits "à risque". Ils sont considérés comme des facteurs de susceptibilité et des marqueurs de sévérité de la PR. Le typage HLA de classe II n'a aucune valeur diagnostique (Cantagrel, 1997).

✓ **Des facteurs environnementaux** : ce sont surtout les hypothèses infectieuses (mycobactéries, certains rétrovirus exogènes, *Escherichia coli*, le virus d'Epstein-Barr) qui sont retenues. Ces agents sont des candidats potentiels pour le déclenchement de la maladie articulaire (Cantagrel, 1997).

✓ **Des facteurs hormonaux** : la plus grande fréquence de la PR chez les femmes ainsi que l'influence de la grossesse ou de la ménopause sur la maladie suggèrent le rôle des stéroïdes sexuels dans la pathogénie de la maladie. L'axe corticotrope et la prolactine semblent également avoir un rôle (Jorgensen, 1997). Une rémission est fréquente pendant la grossesse, 50 % des cas vers le 3ème mois et maximale au cours du 3ème trimestre. Dans 80 % des cas, une rechute ou une exacerbation des signes cliniques est observée après l'accouchement (Goupille, 1997).

✓ **Des facteurs psychologiques** : il n'existe pas de terrain psychologique particulier facilitant le développement de la maladie. Cependant, la maladie elle-même ou une poussée peuvent être induites par un traumatisme affectif ou dans les suites d'un accouchement. Ces notions sont importantes car elles peuvent orienter le diagnostic devant un rhumatisme inflammatoire débutant.

II/ LA PR DEBUTANTE

Le diagnostic de la PR débutante est avant tout clinique. Ces formes sont difficiles à diagnostiquer et peuvent donner lieu à de nombreuses hypothèses différentielles.

II/1. Diagnostic clinique

Il s'agit d'une arthrite se traduisant par des douleurs articulaires de type inflammatoire, nocturnes, le plus souvent dans la deuxième partie de la nuit. Elles s'accompagnent d'un enraidissement articulaire de durée variable, le plus souvent symétrique. Aucune déformation n'est présente au début de la maladie. Une manifestation tendineuse au niveau de la main et du pied est très évocatrice d'une PR.

Les éléments de l'évaluation initiale de la PR sont (ACR, 1996) :

✓ les symptômes de la maladie active : douleurs au repos au niveau des articulations, aggravées lors de mouvements, gonflement articulaire, fatigue, raideur matinale (Lineker *et al.*, 1999)
✓ l'état fonctionnel du patient avec limitation de la mobilité
✓ la présence de dommages radiographiques au niveau des articulations.

Les principaux modes de début de la PR sont les suivants (Sany, 1999) :

✓ dans 70 % des cas, la forme débutante est une **oligoarthrite distale** d'apparition progressive intéressant le poignet, les articulations métacarpo-phalangiennes, notamment la deuxième et la troisième, ou interphalangiennes proximales et parfois les avant-pieds. Dans certains cas, elle peut débuter par une atteinte des genoux et des coudes. Elle se manifeste par des douleurs nocturnes, une raideur articulaire matinale et une discrète tuméfaction péri-articulaire

✓ dans 20 % des cas, la forme de début peut se manifester sous la forme d'une **polyarthrite aiguë fébrile** (39° ou plus) avec une importante altération de l'état général évoquant un état infectieux et posant des problèmes de diagnostic

✓ dans 5 % des cas, il peut s'agir d'une **atteinte rhizomélique inaugurale** touchant essentiellement les hanches et les épaules, surtout après soixante ans

✓ des manifestations articulaires inflammatoires intermittentes mono- ou oligoarticulaires peuvent être le mode de début de la PR

✓ parfois, la PR peut commencer sous forme de **monoarthrite chronique** du poignet ou du genou

✓ exceptionnellement, la PR peut débuter par des signes extra-articulaires isolés : nodules rhumatoïdes, vascularite, atteinte pleuro-pulmonaire, l'atteinte articulaire ne se manifestant alors que secondairement

✓ le rachis dorso-lombaire et sacré ainsi que les articulations sacro-iliaques sont généralement respectés

Le diagnostic est surtout clinique mais il peut être étayé par un bilan radiologique et biologique.

II/2. Bilan radiologique

Un bilan radiologique "de débrouillage" permet d'orienter le diagnostic : clichés des mains, des poignets, des pieds. Ce bilan est utile comme élément de référence, même si au début aucune modification n'est décelable, car les signes sont tardifs et peu spécifiques (Sany, 1999).

19

II/3. Bilan biologique

Devant un tableau clinique permettant d'évoquer une PR débutante, il est conseillé de réaliser systématiquement des examens biologiques (Dougados, 1997).

✓ Recherche d'un **syndrome inflammatoire** (présent dans 90 % des cas) avec mesure de la VS, et dosage de CRP.

✓ Recherche de **facteurs rhumatoïdes** (FR) par différentes techniques, souvent négatifs à ce stade et non spécifiques de la PR.

✓ Recherche d'anticorps **anti-nucléaires** (ACAN), d'anticorps **anti-ADN double brin** ou **natif** et d'anticorps **anti-filaggrine**, afin d'éliminer une maladie lupique dont la symptomatologie initiale peut être identique à celle de la PR.

✓ Hémogramme : anémie, hyperleucocytose ou au contraire leucopénie.

✓ Electrophorèse sérique avec dosage de l'alpha-2 globulines et des gammaglobulines.

Une ponction articulaire peut être réalisée : le liquide synovial est de type inflammatoire constitué en majorité de polynucléaires. Si au contraire, il est à prédominance lymphocytaire, cela orientera le diagnostic vers une arthrite d'origine virale (Sany, 1999).

II/4. Diagnostic différentiel

De nombreuses autres affections peuvent se manifester par des atteintes métacarpo-phalangiennes et des avant-pieds (Jorgensen, 1997) :

✓ rhumatismes infectieux et post-infectieux : hépatite C chronique, infection par le Virus de l'Immunodéficience Humaine, le virus d'Epstein Barr, les Cytomegalovirus, ou la maladie de Lyme

✓ spondylarthropathies chez un homme jeune, avec oligoarthrite et épisodes digestifs

✓ arthrites microcristallines : goutte, chondrocalcinose, hématochromatose. La mise en évidence de cristaux dans le liquide articulaire est un élément déterminant

✓ rhumatismes inflammatoires du sujet âgé, pseudo-polyarthrite rhizomélique

✓ autres maladies auto-immunes : certaines connectivites peuvent se présenter sur un mode exclusivement articulaire, comme le lupus érythémateux, le syndrome de Gougerot-Sjögren, et la polymyosite.

III/ LA PR A LA PHASE D'ETAT

Cette phase s'installe progressivement après quelques mois ou plus. Elle comporte souvent des déformations articulaires, caractéristiques mais inconstantes. Des manifestations extra-articulaires peuvent également exister.

III/1. Manifestations articulaires

La synovite chronique et le développement du pannus sont responsables des lésions articulaires et ostéo-cartilagineuses pouvant conduire à la destruction de l'articulation. Celle-ci est tuméfiée et l'évolution se fait par poussées aggravant les lésions existantes et touchant de nouvelles articulations : atteinte des mains, poignets et doigts (95 % des cas), des pieds (avant-pied) (90 % des cas) ; des genoux (50 % des cas) se traduisant par un épanchement intra-articulaire chronique ; des épaules (50-60 %), du rachis cervical (au moins 20 %), des coudes (50 %), des hanches (15 %), de l'articulation temporo-mandibulaire (85 %) (Dumont and Boissier, 1997). La destruction articulaire la plus rapide survient dans les deux premières années de la phase active. Les ténosynovites sont constantes à la phase d'état de la PR, les tendons concernés sont surtout ceux des mains, des chevilles et des pieds.

La classification la plus ancienne de la maladie en fonction de sa gravité est **la classification anatomique de Steinbrocker, datant de 1949 (tableau n° 2)**. Cependant, ces

21

critères de classification ne tenant compte que des atteintes objectivées par l'examen clinique, les épreuves fonctionnelles et la radiographie, et étant donné que l'incidence fonctionnelle des lésions varie selon les individus, une classification des malades a été mise au point en fonction de l'impotence fonctionnelle **(tableau n°3 : classification fonctionnelle de Steinbrocker, datant de 1949)** (Sany, 1999). Depuis quelques années, des échelles de qualité de vie ont été introduites pour mesurer l'état fonctionnel du malade : l'indice **HAQ** (Health Assessment Questionnaire), l'indice **MHAQ** (Modified Health Assessment Questionnaire) et l'indice **AIMS** (Arthritis Impact Measurement Scale) qui a été adapté en France sous le terme d'**EMIR** (Echelle de Mesure de l'Impact de la PR) (Wolfe *et al.*, 2001).

Tableau n°2 : Classification anatomique d'après Steinbrocker, datant de 1949
(d'après Sany, 1999)

Stade I : atteintes légères

✓ pas de lésions destructrices détectables à l'examen radiographique
✓ signes radiologiques possibles d'ostéoporose en bande

Stade II : atteintes modérées

✓ signes d'ostéoporose à l'examen radiographique avec possible destruction légère de l'os sous chondral, ou du cartilage
✓ pas de déformations articulaires
✓ atrophie musculaire des muscles adjacents
✓ présence possible de lésions extra-articulaires (comme des nodules ou une ténosynovite)

Stade III : atteintes sévères

✓ signes francs radiographiques de destruction osseuse et du cartilage associés à l'ostéoporose
✓ déformation des articulations : subluxation, déviation cubitale
✓ atrophie musculaire étendue et lésions extra-articulaires possibles

Stade IV : stade terminal

✓ ankyloses
✓ tous les critères du stade III

Tableau n°3 : Classification fonctionnelle d'après Steinbrocker, datant de 1949
(d'après Sany, 1999)

Classe I :

   ✓ le malade est totalement apte à réaliser les activités de la vie courante (se laver, s'habiller, manger seul, se déplacer, s'occuper de la maison), ainsi qu'à conserver une vie professionnelle et de loisirs

Classe II :

   ✓ aptitude à réaliser les activités de la vie courante et préserver une vie professionnelle, avec des limitations des activités de loisir

Classe III :

   ✓ capacité à réaliser les activités de la vie courante, mais retentissement sur la vie professionnelle et les loisirs

Classe IV :

   ✓ limitations dans toutes les activités, même les plus fondamentales de la vie courante, impotence fonctionnelle totale ou subtotale

---

Une échelle **EVA** (échelle visuelle analogique) a été établie, il s'agit d'une évaluation de la douleur par le patient qui indique au médecin son estimation de l'intensité douloureuse ressentie sur une échelle allant de 0 à 100 mm matérialisée par une règle (échelle de Huskisson) où la valeur "0" représente l'absence de douleur et la valeur "100" une douleur très intense (Collins *et al.*, 1997).

III/2. Manifestations extra-articulaires

Elles montrent le caractère systémique de la maladie **(tableau n°4)**. Elles sont plus fréquentes chez l'homme et au cours des PR érosives, nodulaires, anciennes, fortement séropositives pour les FR, et ayant souvent des anticorps anti-nucléaires (Sany, 1999). Certaines sont fréquentes et bénignes, d'autres plus rares et sévères à l'origine d'un excès de mortalité (De Bandt and Meyer, 1997).

23

Tableau n°4 : Liste non exhaustive des principales manifestations extra-articulaires de la PR
(d'après Sany, 1999)

Signes généraux	Fièvre, asthénie, anorexie, amaigrissement
Organes hématopoïétiques	Anémie *(20-30 %)* Hyperplaquettose (*12-33 %*) Adénopathies *(30-70 %)* Splénomégalie *(6,5 %)* Syndrome de Felty *(0,5 %)*
Tendons	Ténosynovites constantes à la phase d'état
Muscles	Amyotrophie Myosite Atteint d'origine médicamenteuse
Nodules rhumatoïdes sous-cutanés	*10-30 %*
Poumons	Pleurésie *(2-4 %)* Fibrose intersticielle diffuse *(1-2 %)* Nodules rhumatoïdes pulmonaires *(0,4 %)* Syndrome de Caplan-Colinet Bronchiolite (parfois induite par la *D-pénicillamine* ou la *tiopronine*)
Coeurs et vaisseaux	Péricardite *(2-10 %)* Lésions vasculaires spécifiques *(3 %)* Troubles de la conduction Vascularite *(1 %)*
Système nerveux	Névrites d'origine ischémique *(1 %)* Névrites sensitives distales Neuropathies par compression juxta-articulaire ou cervicale
Œil	Syndrome de Gougerot-Sjögren associé *(21 %)* Sclérite ou épisclérite *(2-5 %)*
Amylose	*5 %*
ORL	Laryngite, hypoacousie
Foie	perturbations des enzymes (souvent dues aux traitements)
Système osseux	Ostéoporose, factures "de fatigue"

III/3. Diagnostic biologique

III/3.1. Examens sanguins

III/3.1.1. SYNDROME INFLAMMATOIRE

Dans 90 % des cas, les acteurs de la phase aiguë sont augmentés : VS, CRP. Au niveau de l'hémogramme, une **hyperthrombocytose**, une **anémie** d'origine inflammatoire et une **leucocytose** avec polynucléose et parfois éosinophilie sont observées. Au niveau du profil protéique, une augmentation des **alpha-2 globulines** plus ou moins marquée est notée. La **procalcitonine** augmente surtout dans les syndromes inflammatoires infectieux (Revillard, 2001).

III/3.1.2. FACTEURS RHUMATOIDES (FR)

Dans les années 40, Waaler et Rose ont constaté que le sérum de patients atteints de PR agglutinait les hématies de mouton sensibilisées par un sérum de lapin anti-érythrocytes de mouton. Ils ont attribué ce phénomène à un facteur qu'ils ont nommé "facteur rhumatoïde" : il s'agit d'un auto-anticorps réagissant avec le fragment Fc des IgG, appartenant le plus souvent à la classe des IgM, mais pouvant aussi être d'isotype IgA ou IgG (Bene and Faure, 1997).

Les FR sont positifs dans 70-80 % des PR mais ils n'apparaissent qu'au bout de 6 mois à un an. Ils ne sont pas synonymes de diagnostic car ils ne sont pas spécifiques de la PR et peuvent se retrouver au cours d'autres pathologies infectieuses (tuberculose, parasitose, endocardite), au cours des hépatites, des syndromes lymphoprolifératifs et de la sarcoïdose, ainsi que chez le sujet sain.

Plusieurs méthodes de tests d'agglutination sont disponibles (Bene and Faure, 1997).

✓ Le **test au latex de Singer et Plotz** : il s'agit d'une agglutination passive des FR sur des billes de latex sensibilisée par une suspension purifiée d'IgG humaines. L'agglutination est visible à l'œil nu.

✓ La **néphélémétrie** est basée également sur une réaction d'agglutination qui permet d'obtenir des résultats quantitatifs, par référence à une gamme d'étalonnage réalisée avec des standards internationaux de concentration connue en FR. Il s'agit d'une méthode rapide et automatisable, utilisant des micro-particules recouvertes d'IgG humaines.

✓ La technique de **Waaler et Rose** utilise des hématies humaines ou de moutons recouvertes d'IgG de lapin spécifiquement dirigées contre les globules rouges humains. La fixation des IgG fait intervenir une réaction antigène-anticorps impliquant le fragment Fab, et facilitant l'accessibilité des fragments Fc sur lesquels sont situés les épitopes reconnus par les FR.

✓ En France, une variante de la réaction de Waaler-Rose est utilisée, la **technique de Peltier par immunofluorescence indirecte** qui permet de déceler les FR IgM, IgA et IgG non agglutinants reconnaissant des IgG de lapin. L'image observée en microscopie de fluorescence est un fin liseré autour des hématies.

✓ Une variante de la **technique de Peltier** développée dans notre laboratoire, consiste à incuber les sérums avec des billes de latex recouvertes d'IgG humaines. La fluorescence est analysée en cytométrie de flux.

III/3.1.3. AUTRES AUTO-ANTICORPS

Plusieurs types d'auto-anticorps peuvent être recherchés dans la PR.

✓ Les anticorps **anti-nucléaires** (ACAN) sont des immunoglobulines dirigées contre les structures du noyau cellulaire, c'est-à-dire l'ADN, les protéines ribonucléiques, les histones et les centromères. Ils doivent être recherchés systématiquement au cours d'une PR débutante (15-30 % des cas) pour éliminer un éventuel lupus qui s'accompagnerait d'un titre élevé d'ACAN et d'anticorps anti-ADN double brin (ou anti-ADN natif) qui sont eux rares au cours de la PR. La plupart des ACAN sont d'isotype IgG, ils sont recherchés par immunofluorescence indirecte mais depuis quelques années, des tests ELISA (Enzyme Linked ImmunoSorbent Assay) ont été développés (Tozzoli *et al.*, 2002).

Ils sont souvent associés aux manifestations extra-articulaires (syndrome de Gougerot-Sjögren) et à une intolérance aux traitements de fond (D-pénicillamine, tiopronine).

Les histones sont des protéines basiques nucléaires, ells forment avec l'ADN un complexe appélé nucléosome. Ces histones sont immunogènes. Des anticorps **anti-histones** sont retrouvés dans au moins 95 % des patients avec un syndrome lupique induit par certains médicaments (procaïnamide, quinidine, hydralazine, phénytoïne) (Barland and Lipstein, 1996). Ils peuvent également être présents au cours la PR, le pourcentage de patients ayant ces anticorps variant de 5 à 75 % en fonction de la méthode utilisée. Pour Youinou *et al.* (1984), ils apparaissent après traitement par D-pénicillamine et sont évocateurs d'un lupus induit médicamenteux, alors que Meyer *et al.* (1984), associent les PR avec des anticorps anti-histones à des formes destructrices de PR avec manifestations extra-articulaires sévères telles que vascularite, syndrome de Felty (forme particulière de polyarthrite s'accompagnant habituellement d'une augmentation de volume de la rate et souvent de ganglions palpables, d'une anémie et d'une baisse du taux des globules blancs).

Des anticorps **anti-A22/RA33**, dirigés contre une ribonucléoprotéine nucléaire spécifique, sont retrouvés dans moins de 50 % des PR mais aussi dans le lupus érythémateux systémique et les connectivites (Nakamura, 2000).

✓ Les anticorps **anti-kératine** (AKA) et les anticorps **anti-périnucléaires** (APF) sont en fait des anticorps dirigés contre la **filaggrine** épidermique. Ils sont spécifiques de la PR. Les premiers sont détectés par immunofluorescence indirecte sur coupe d'oesophage de rat kératinisé ou sur peau humaine, les seconds par immunofluorescence indirecte sur cellules buccales humaines. Les APF sont présents dans 49-91 % des PR, l'isotype IgG est le plus fréquent (Nakamura, 2000). Avec les FR, ces anticorps semblent être les meilleurs tests de laboratoire pour diagnostiquer une PR (Saraux *et al.*, 2002).

Les AKA, les ACAN, les APF et les anticorps anti-RA33 pourraient être de bons marqueurs sérologiques pour le diagnostic précoce de la PR en complément de la recherche de FR et en particulier pour les patients FR négatifs (Kim and Weisman, 2000). Avec les FR, ces auto-anticorps sont des éléments de diagnostic positif.

✓ Les anticorps **anti-peptides citrullinés cycliques (anti-CCP)** : les APF et les AKA reconnaissent en fait le même antigène, des peptides citrullinés de la filaggrine.

Nakamura (2000) retrouvent ces auto-anticorps dans 76 % des sérums de patients atteints de PR, l'isotype IgG est prédominant. Des tests ELISA utilisant des peptides synthétiques contenant plusieurs citrullines ont été développés pour permettre un dosage plus standardisé (Schellekens et al, 1998).

L'équipe de Kroot *et al* (2000) a montré que ces anticorps anti-CCP étaient présents chez 70 % des patients atteints de PR, à un stage précoce de la PR. Les patients qui ont des taux positifs d'anticorps anti-CCP semblent développer significativement plus de dommages radiologiques sévères que les patients qui ont des taux négatifs d'anticorps anti-CCP. Cependant, pour Bas *et al.* (2002), une corrélation avec les manifestations cliniques et la sévérité des érosions est observée seulement avec des FR IgM positifs et pas avec les anticorps anti-CCP

✓ Les anticorps **anti-cytoplasme des neutrophiles (ANCA)** peuvent être présents dans 10 à 30 % des PR. Ils sont associés à des néphropathies ou des vascularites (Barland and Lipstein, 1996).

✓ Plus récemment, des anticorps **anti-Sa** (nouveau système auto-immun identifié pour la première fois dans le sérum d'un patient qui se nommait Savoie) ont été trouvés dans le sérum de patients atteints de PR, ils sont dirigés contre un antigène non nucléaire présent dans la rate et les extraits de placenta. L'isotype IgG est l'isotype prédominant. Ils semblent indépendants des FR et pourraient donc être des marqueurs de diagnostic et de pronostic (Despres *et al.*, 1994). En effet, dans la PR débutante, ils sont présents moins fréquemment que les autres auto-anticorps, par contre chez les patients avec une PR connue depuis longtemps, ils semblent être associés à une forme sévère destructrice, et seraient des marqueurs précoces d'une PR sévère et chronique (Hayem *et al.*, 1999).

III/3.1.4. PRODUITS DE DEGRADATION DE L'ARTICULATION ET DU COLLAGENE

Les marqueurs de destruction de l'articulation, avec érosion du cartilage et relargage de polysaccharides, peuvent être utilisés dans le suivi des patients atteints de PR.

✓ Des **fragments solubles de l'acide hyaluronique** peuvent être à des taux 10 à 20 fois plus élevés dans les sérums de patients avec une PR que chez des sujets sains, ils sont corrélés à l'activité clinique de la maladie (Nakamura, 2000).

✓ Certains **marqueurs de la dégradation cartilagineuse**, comme le **COMP** (Cartilage Oligomeric Matrix Protein) sont présents à des taux sériques élevés dans certaines formes débutantes et rapidement destructrices de PR, ils sont corrélés avec les taux de CRP. Ils sont libérés ensuite dans le liquide synovial (Pope, 1996). Au contraire, un marqueur de synthèse cartilagineuse, le chondroitin sulfate épitope 846, est trouvé à des taux élevés dans les formes bénignes de PR (Mansson *et al.*, 1995).

✓ Certaines **métalloprotéases de la matrice** (MMP), telles que la MMP-1 ou collagénase-1 et la MMP-3 ou stromelysine-1, participent au renouvellement physiologique de la matrice extra-cellulaire et à la destruction cartilagineuse : des taux importants de ces MMP ont été détectés dans le sérum, le tissu et le liquide synovial dès le début de la maladie. Le dosage de ces MMP aurait donc une valeur pronostique (Katrib *et al.*, 2001).

Des taux élevés de la pro-enzyme pro-MMP-3 sont retrouvés dans le liquide synovial des patients. Bien que les niveaux sanguins soient plus faibles, il existe une grande corrélation significative avec les taux des liquides synoviaux apparentés, ceci indiquant que la MMP-3 sérique dériverait de la synoviale enflammée.

Les taux de MMP-3 activée sont également augmentés dans le liquide synovial mais au niveau sanguin cette forme peut être liée à l'alpha2-macroglobuline, rendant le dosage de cette forme plus difficile (Posthumus *et al.*, 1999).

III/3.2. Examens du liquide synovial et de la synoviale

Le liquide synovial est inflammatoire, avec une majorité de polynucléaires.

La biopsie de la synoviale du genou est un geste simple : au cours de la PR, les lésions histologiques sont précoces et hétérogènes. Initialement, une néoangiogénèse avec épaississement des parois vasculaires est observée, progressivement un infiltrat lymphocytaire périvasculaire apparaît. Les polynucléaires neutrophiles et les macrophages infiltrent la synoviale, ce sont eux qui se retrouvent ensuite dans le liquide synovial (Sany, 1999).

III/4. Evaluation des facteurs pronostiques

Différents facteurs doivent être considérés (Combe, 1996 et 1997) :

✓ **facteurs cliniques** : un début aigu, un nombre élevé d'articulations douloureuses et enflées sont prédictifs d'une évolution défavorable. L'âge avancé au début de la maladie, le sexe féminin et la présence de signes extra-articulaires, tels que nodules, vascularites, syndrome de Gougerot-Sjögren (ou syndrome sec : diminution des sécrétions lacrymales et salivaires), atteintes viscérales, constituent des éléments péjoratifs

✓ **facteurs radiographiques** : l'existence d'érosions précoces sur les radiographies doit faire penser à une évolution possible vers une forme sévère, cependant la corrélation entre les deux n'est pas toujours établie (Scott *et al.*, 1997)

✓ **facteurs socio-économiques** : un faible niveau d'études et un statut social défavorisé constituent des éléments de mauvais pronostic aussi bien en ce qui concerne la mortalité que le handicap fonctionnel à long terme

✓ **facteurs génétiques** : la PR est une maladie auto-immune polygénique qui est associée avec certains gènes HLA-DRB1. Cependant l'immunogénétique ne peut pas être un élément prédictif car 30 % de la population générale présentent un de ces allèles "à risque", et 4 à 5 % des patients atteints de PR sévère n'ont pas de prédisposition génétique connue au niveau du locus HLA-DRB1

✓ **facteurs biologiques :**

↳ les paramètres biologiques de l'inflammation (VS et surtout CRP) sont parmi les meilleurs facteurs pronostiques de l'évolution de la PR débutante

↳ pour la majorité des auteurs, la présence de FR dans le sérum, et surtout leur titre, constitue un marqueur de mauvais pronostic : dans une étude contrôlée, les femmes avec une PR débutante, séropositives de façon persistante développaient plus d'érosions et de handicap fonctionnel que celles qui restaient séronégatives (Van Zeben *et al.*, 1992). Il existe cependant des divergences sur le caractère prédictif du FR IgM ou IgA. Païment *et al.* (1998) ont montré que la présence de FR IgA était associée à une évolution rapide de la PR, à l'apparition de manifestations extra-articulaires (et particulièrement des vascularites rhumatoïdes systémiques), à des taux élevés de FR IgM et de CRP. Houssien *et al.* (1997) ont également montré que les patients avec FR IgA+ avaient une PR plus agressive que les patients FR IgA-

↪ la présence d'ACAN est associée aux manifestations extra-articulaires de la PR mais ne semble pas être un bon marqueur prédictif. Les anticorps anti-périnucléaires et les anticorps anti-filaggrine, plus spécifiques de la PR, sont des marqueurs pronostiques potentiels.

IV/ TRAITEMENTS (HORS REMICADE®)

Les traitements classiques de la PR sont nombreux, mais leur efficacité est variable selon les patients. Le plus souvent, ce sont des thérapeutiques qui, en l'absence d'un traitement étiologique, visent essentiellement à assurer un meilleur confort, ou au mieux à ralentir l'évolution de la maladie.

IV/1. Traitements physiques

Diverses techniques physiques sont utilisées dans la PR pour soulager et améliorer l'état fonctionnel des malades (Mignot and Sclafer, 2000).

✓ **L'immobilisation par des attelles** est utile à titre antalgique lors des poussées inflammatoires aiguës, ainsi qu'à titre fonctionnel lors de déformations gênantes.

✓ La pratique **d'exercice physique** afin d'augmenter la force musculaire, ne semble pas préjudiciable pour les patients atteints de PR, et peut être favorable en prévention de l'ostéoporose.

✓ **Le laser**, appliqué au niveau des articulations métacarpophalangiennes et interphalangiennes proximales ainsi qu'au niveau des genoux, apporte des effets bénéfiques

31

sur la douleur et la raideur matinale mais ces effets sont de courte durée (Brosseau *et al.*, 2000).

✓ Les essais réalisés visant à évaluer la **balnéothérapie** sont en faveur d'un effet positif de cette technique (Verhagen *et al.*, 2000).

✓ La **synoviorthèse** consiste à injecter dans l'articulation un produit chimique ou radioactif susceptible de détruire la synovite proliférante et le pannus, afin d'éviter les déformations articulaires.

IV/2. Traitements symptomatiques

Ces traitements symptomatiques sont utilisés dans le but de soulager les patients pour réduire la douleur et la tuméfaction au niveau des articulations. Ils s'adressent aux phases initiales de la maladie (Scott, 1997).

✓ *Le paracétamol* (Dafalgan®) peut être proposé afin de soulager les douleurs modérées, à la posologie de 2 à 3 grammes par jour. Dans les formes plus sévères, les associations *paracétamol/codéine* (Codoliprane®), *paracétamol/dextropropoxyfène* (Diantalvic®), *paracétamol/opium* (Lamaline®) peuvent être employées. Les dérivés morphiniques s'avèrent peu efficaces et mal tolérés dans le traitement de la PR (Sany, 1999).

✓ *L'aspirine* a un effet antalgique à une posologie inférieure à 2 grammes par jour, mais à cause de ses effets secondaires notamment gastriques, elle est peu utilisée en France (Sany, 1999).

✓ **Les anti-inflammatoires non-stéroïdiens** (AINS) sont utilisés habituellement dans le traitement de la PR. Ils ont des propriétés analgésiques et anti-pyrétiques, mais ne modifient pas l'évolution de la maladie. Ils agissent en inhibant la cyclooxygénase I, enzyme qui catalyse la conversion de l'acide arachidonique en prostaglandines et thromboxanes, facteurs de l'inflammation (Schiff, 1997).

Afin de réduire leur toxicité gastro-intestinale, la prise pendant les repas est recommandée. Chez les patients âgés ou avec des antécédents d'hémorragies digestives, d'ulcères, de maladies cardiaques, l'association à des protecteurs gastriques (*oméprazole* ou

Mopral®, *misoprostol* ou Cytotec®) est utilisée (Moreland *et al.*, 2001). De nouveaux AINS, inhibiteurs sélectifs de la cyclooxygénase II (*celecoxib* ou Celebrex®, *rofecoxib* ou Vioxx®) sont disponibles et présentent une meilleure tolérance digestive (Bingham, 2002).

D'autres effets indésirables peuvent être observés au niveau rénal (glomérulopathie, néphrite intersticielle), hépatique (hépatites), cutané (urticaire, rash, hypersensibilité/asthme), hématologique (anémie, diminution de l'agrégation plaquettaire) et au niveau du système nerveux central (confusion, hallucination, dépression) (Polisson, 1996).

L'association de deux AINS doit être évitée car l'efficacité n'est pas augmentée par rapport à la monothérapie, mais les effets indésirables sont alors plus importants (Mignot and Sclafer, 2000).

✓ **Les anti-inflammatoires stéroïdiens (AIS)** exercent des effets anti-inflammatoires (inhibition de la synthèse d'acide arachidonique, de phospholipase A2, et donc des prostaglandines et des leucotriènes), des effets immunosuppresseurs (diminution de la production des cytokines pro-inflammatoires telles que l'IL-1, l'IL-6, le TNF-α, l'interféron-gamma (IFN-γ) et une activation de la synthèse d'IL-4, qui est une cytokine anti-inflammatoire. Ils diminuent l'adhérence des leucocytes sur les parois vasculaires et indirectement les fonctions de phagocytose et de bactéricidie des neutrophiles. Ils répriment l'expression des molécules HLA de classe II et diminuent la fonction de présentation d'antigènes des macrophages, des cellules dendritiques ou des lymphocytes B.

En général, la corticothérapie est orale, et repose sur des produits à durée de vie courte comme les dérivés de la *prednisone* (Solupred®) et de la *prednisolone* (Cortancyl®).

Une corticothérapie prolongée, même à faible dose, peut entraîner des effets secondaires graves, à cause de la dose cumulative reçue, tels que : ostéoporose, intolérance au glucose, cataracte, dérèglement hormonal, faiblesse musculaire, athérosclérose, atrophie cutanée (Cantagrel, 1997).

Cependant, il a été montré qu'une corticothérapie à 7,5 mg/j serait susceptible de freiner la progression des lésions érosives mesurées sur les radiographies des mains, de contrôler plus rapidement les manifestations inflammatoires cliniques, et de diminuer à moyen terme la douleur et le handicap fonctionnel (Kirwan, 1995). Une faible corticothérapie pourrait dans certains cas être considérée comme un traitement de fond (Kirwan and Russell, 1998).

IV/3. Traitements de fond

Les patients pour lesquels la PR reste active, malgré les traitements symptomatiques, sont des candidats potentiels pour les médicaments "anti-rhumatismaux", appartenant à différentes classes pharmacologiques et dont l'efficacité se manifeste le plus souvent avec un délai de 1 à 6 mois, leur emploi au long cours étant limité à cause de leurs effets indésirables et d'une perte d'efficacité **(tableau n°5)**. Les Anglo-Saxons appellent ces médicaments des DMARDs (Disease Modifying Anti-Rheumatic Drugs) pour désigner des produits n'ayant pas d'effet antalgique ou anti-inflammatoire mais pouvant influencer l'évolution clinique de la PR, améliorer les signes biologiques et éventuellement agir sur l'évolution radiographique (Sany, 1997).

Cette définition ne correspondant pas à la réalité, une nouvelle classification a été établie, les traitements de fond sont considérés comme des médicaments capables de modifier les symptômes (SMARDs ou "Symptoms Modifying Anti-Rheumatic Drugs") et non des médicaments capables de contrôler réellement la maladie (DCARTs ou Disease Controlling Anti-Rheumatic Therapy) (Sany, 1999). En effet, le terme "traitement de fond" sous-entend que ces médicaments sont susceptibles d'influencer l'évolution de la PR à long terme : ils peuvent induire des rémissions cliniques ou même diminuer la mortalité générale de la maladie, cependant il n'a jamais été démontré formellement qu'ils étaient capables d'influencer l'évolution à long terme et notamment la progression des destructions ostéo-cartilagineuses, à part quelques études récentes qui sont encore discutées. Cependant, ce ne sont pas des traitements symptomatiques simples puisqu'ils ont d'une part un effet retardé de quelques semaines à quelques mois et d'autre part un effet rémanent lors de leur arrêt (Combe, 1997).

Tableau n°5 : Principaux traitements de fond de la PR, effets secondaires et surveillance (d'après Sany, 1999)

Traitement de fond	Nom commercial	Principaux effets indésirables	Surveillance	Fréquence des contrôles
Sels d'or	Allochrysine® IM	prurit, érythème, stomatite	Recherche de protéinurie Hémogramme avec plaquettes	30 jours
	Ridauran® cp	idem + diarrhée		
Salazopyrine	Salazopyrine® cp	Troubles digestifs, éruptions, leucopénie	Hémogramme avec plaquettes Transaminases	30 jours
Anti-Paludéens	Plaquenil®, cp Nivaquine®, cp	Troubles oculaires, digestifs, prurit, vertiges	Contrôle ophtalmique	2 fois/an
Thiolés	Trolovol®, cp Acadione®, cp	stomatite, troubles du goût, prurit, érythème, induction de maladies auto-immunes	Albumine urinaire Hémogramme avec plaquettes	30 jours
MTX	Méthotrexate®, cp, IM/IV Ledertrexate®, IM/IV Novatrex®, cp	nausées, vomissements, toux, dyspnée, fièvre, anomalies hépatiques et hématologiques	Hémogramme avec plaquettes Transaminases Créatininémie Albuminémie	30 jours*
Ciclosporine	Sandimmun®, cp ou solution buvable Néoral®, cp ou solution buvable	hypertersion artérielle, toxicité rénale et neurologique, hypertrichose	Créatininémie Kaliémie Uricémie	15 jours au début puis tous les 30 jours

* : dans le cadre de l'AMM, un contrôle de l'hémogramme avec plaquettes est recommandé tous les 8 jours pendant les trois premiers mois du traitement

Jusqu'à présent, leur utilisation était stéréotypée, il convenait d'adapter une stratégie thérapeutique dite "en pyramide" qui consistait à utiliser progressivement et successivement les traitements de fond en allant des plus simples (anti-paludéens de synthèse, sels d'or, dérivés thiolés) aux plus lourds comme le méthotrexate, très efficace mais plus difficile d'utilisation. Cependant, aujourd'hui il existe une grande hétérogénéité des procédures thérapeutiques et le choix du traitement doit être adapté à chaque patient (Berthelot *et al.*, 1999). En Février 2000, un groupe de rhumatologues américains a établi un consensus de recommandations pour l'évaluation et le traitement de la PR (Wolfe *et al.*, 2001) : la nécessité de traiter une PR précocement, dès les premiers mois d'évolution de la maladie, semble aujourd'hui être reconnue par la majorité des auteurs (Weinblatt, 1996).

IV/3.1. Les anti-paludéens de synthèse

L'*hydroxychloroquine* (Plaquenil®) et la *chloroquine* (Nivaquine®) ont une action anti-inflammatoire mineure qui justifie leur emploi en première intention dans les formes débutantes et modérées de la PR, mais leur délai d'action est de 3 à 6 mois. Généralement bien tolérés, ils ne nécessitent pas de surveillance particulière, en dehors des examens ophtalmiques périodiques à cause de leur toxicité principalement rétinienne qui se manifeste par des troubles de l'accommodation, une opacification cornéenne réversible à l'arrêt du traitement, une baisse de l'acuité visuelle nocturne et une perte de la vision périphérique, voire une rétinopathie avec cécité parfois irréversible. Ces lésions ont été observées à partir de doses cumulées supérieures à 100 grammes.

D'autres effets indésirables peuvent être observés : prurit, éruptions cutanés, pigmentation réversible des ongles et des muqueuses, céphalées, nausées, vertiges, acouphènes, troubles gastro-intestinaux (ACR, 1996).

IV/3.2. La chrysothérapie

Les sels d'or injectables (*aurothiopropanol sulfonate* ou Allochrysine®) sont très utilisés dans le traitement de fond de la PR, par injections hebdomadaires de 50 à 100 mg. Ils sont d'action très lente et nécessitent une injection intramusculaire hebdomadaire pendant 22 semaines avant de passer à un rythme mensuel. Cependant, le traitement est arrêté très souvent à cause d'une inefficacité ou d'une intolérance qui peuvent apparaître dès le huitième mois (Sany, 1999).

Quelques effets indésirables, n'imposant pas l'arrêt du traitement, sont observés : irritation et réaction "nitroïde" dans les 30 mn suivant l'injection avec rougeur de la face, hypotension, faiblesse, nausées, vertiges.

Cependant, dans 25 à 45 % des cas, des troubles cutanés (prurit, érythèmes), digestifs (stomatite), rénaux (protéinurie, syndrome néphrotique), hématologiques (éosinophilie avec dermatose prurigineuse), pulmonaires (fibrose interstitielle diffuse) et autres (hépatite, neuropathies périphériques rares) nécessitent l'arrêt du traitement (Moreland *et al.*, 2001).

L'*auranofine* ou Ridauran® est un sel d'or administré *per os* à la posologie de 6 mg par jour, avec une efficacité plus faible et une toxicité rénale et hématologique plus faible que les sels injectables, néanmoins 30 à 40 % des malades ont une diarrhée fréquente (ACR, 1996).

IV/3.3. Les dérivés amino-salicylés

La *sulfazalazine* (Salazopyrine®) est un anti-inflammatoire colique, qui s'est montré efficace dans le traitement de la PR en première intention : elle a une efficacité équivalente à l'hydroxychloroquine, à la D-pénicillamine et aux sels d'or, en étant mieux tolérée. Son effet apparaît au bout de 4 à 6 mois (Weinblatt *et al.*, 1999). La posologie est progressive : un comprimé par jour pendant une semaine, puis 2 comprimés par jour la seconde semaine, puis 3 la troisième et 4 par la suite.

Ses effets indésirables communs sont des réactions allergiques (prurit dans 5 % des cas), des troubles digestifs (nausées, vomissements). Plus rarement, des hypersensibilités, une toxicité hépatique, rénale ou hématologique (leucopénie dans 5 % des cas) peuvent être observés et nécessiter l'arrêt du traitement. Ces fonctions doivent donc être surveillées (Blackburn, 1996).

IV/3.4. Les dérivés thiolés

La *D-pénicillamine* (Trolovol®) est utilisée dans les formes sévères, évolutives et résistantes aux autres traitements, en seconde intention en raison de ses effets indésirables. Son efficacité n'apparaît pas avant le troisième mois. Il est conseiller d'utiliser des doses progressives en commençant par 300 mg et en passant au bout de 1 à 2 mois à 600 mg.

Des troubles cutanés, des stomatites, une aguesie sont fréquents pendant les 18 premiers mois. Des troubles rénaux peuvent être observés, se traduisant par une protéinurie pouvant aboutir à un syndrome néphrétique. Les troubles hématologiques (leucopénie, thrombopénie) sont rares, mais graves.

Des maladies auto-immunes peuvent être induites par cette classe de médicaments, telles que lupus érythémateux induit, myasthénie, syndrome de Goodpasture, apparition d'ACAN (Sany, 1999).

La *tiopronine* (Acadione®) est un dérivé de la D-pénicillamine, avec une efficacité voisine de celle de la D-pénicillamine, et des effets indésirables identiques. Elle est un recours éventuel en cas d'échec ou d'effets indésirables excessifs de la D-pénicillamine, car le risque d'intolérance croisée est très faible (Sany, 1999). La posologie conseillée est de 1 grammes d'emblée en 2 proses par jour.

IV/3.5. Le méthotrexate ou MTX

En raison de son action immunosuppressive et anti-inflammatoire, le **MTX** (Novatrex®), agent anti-métabolite, constitue actuellement le médicament de référence dans le traitement de la PR, il est proposé en première ligne dans les formes de mauvais pronostic avec présence de FR positifs, d'érosions ou de manifestations extra-articulaires.

A des doses de 7,5 à 15 mg/semaine *per os*, il inhibe la prolifération des monocytes et des lymphocytes, il réduit la réponse chemotactique *in vitro* des polynucléaires neutrophiles, il inhibe l'accumulation intra-épidermique des polynucléaires neutrophiles induite par le leucotriène-B4 et l'expression des antigènes du CMH de classe II sur les macrophages, il inhibe l'activité de l'IL-1 *in vitro*. Il supprime la prolifération des cellules endothéliales vasculaires ainsi que la néovascularisation *in vivo*, et il diminue l'extravasation des leucocytes. Dans la PR, le MTX diminue l'expression génique des collagénases synoviales (Genestier *et al.*, 2000).

Son délai d'efficacité est plus court que pour les autres traitements de fond, de 1 à 2 mois. La fréquence des effets indésirables est élevée, survenant surtout au cours de la première année. Ils représentent la première cause d'arrêt du traitement. Ils sont de plusieurs types (Sany, 1997 ; ACR, 1996) :

✓ les troubles digestifs (nausées, vomissements, anorexie) sont les plus fréquents, mais le plus souvent bénins

✓ le risque d'hépatotoxicité est faible, mais l'augmentation des transaminases est fréquente. Des biopsies hépatiques de routine ne sont pas recommandées sauf pour les patients présentant des fonctions hépatiques anormales persistantes

✓ des risques de leucopénie ou de thrombopénie sont observés dans 3 à 5 % des cas, nécessitant l'arrêt du traitement dans 7,4 % des cas. Certains facteurs facilitent ces accidents hématologiques : âge supérieur à 65 ans, insuffisance rénale, hypo-albuminémie, carence en folates ou administration simultanée d'anti-folates (*triméthoprime/sulfaméthoxazole* ou Bactrim®)

✓ la toxicité pulmonaire est la plus grave car des décès ont été observés dans 2 à 6 % des cas : il semble s'agir d'une hypersensibilité qui se traduit par une toux sèche, une dyspnée et une fièvre pouvant évoquer une réaction à un syndrome infectieux

✓ des troubles cutanés, une alopécie, une fréquence accrue des infections cutanées et respiratoires

✓ le MTX est tératogène : la grossesse et l'allaitement sont donc contre-indiqués. Chez l'homme une oligospermie peut être induite par le MTX

✓ le MTX ne semble pas induire de tumeur solide, cependant des cas de lymphomes apparus au cours de PR traitées par MTX ont été rapportés.

IV/3.6. Autres immunosuppresseurs

L'*azathioprine* (Imurel®), analogue des purines, a obtenu l'autorisation de mise sur le marché (AMM), dans les formes sévères de PR et chez les patients intolérants aux corticoïdes ou corticodépendants, ou dont la réponse thérapeutique est insuffisante en dépit de fortes doses de corticoïdes, à la posologie de 2 à 3 mg par kilo par jour en deux prises. Son utilisation nécessite une surveillance stricte à cause des risques de neutropénie, de thrombocytopénie, de troubles gastro-intestinaux, d'hypersensibilité et de toxicité hépatique

(Schiff, 1997). Les facteurs de risque de la myélosuppression incluent l'utilisation concomitante d'allopurinol, et la présence d'insuffisance rénale (ACR, 1996).

Le *cyclophosphamide* (Endoxan®), agent alkylant, est particulièrement efficace à faible dose dans la vascularite rhumatoïde, mais sa toxicité est sévère : alopécie, cystite hémorragique, leucopénie. Il peut être utilisé *per os* en raison de 2 à 3 mg par kilo par jour ou en perfusion sous forme de bolus mensuel à raison de 750 mg/m² de surface corporelle.

Le *chlroraminophène* (Chlorambucil®), agent alkylant, peut s'utiliser *per os* dans le traitement de la PR, à la posologie de 0,1 mg à 0,2 mg par kilo et par jour.

La *ciclosporine A* (Sandimmun®, Néoral®) est un immunosuppresseur utilisé en transplantation d'organe. Il est indiqué dans les formes actives et sévères de PR en cas d'inefficacité, d'intolérance ou de contre-indication des traitements classiques, y compris le MTX. La posologie initiale préconisée est de 2,5 mg par kilo par jour en deux prises. La néphrotoxicité, observée dans 30 à 50 % des cas, nécessite une surveillance stricte de la fonction rénale et de la créatininémie. La tension artérielle doit également être contrôlée régulièrement à cause du risque d'hypertension (20 à 40 % des cas). Un hirsutisme peut également être observé (Cush *et al.*, 1999).

Le *leflunomide* a une efficacité équivalente à celle du MTX et de la sulfasalazine, à la posologi de 20 mg par jour. Les effets indésirables observés incluent : diarrhée, rush cutané, alopécie réversible et augmentation des transaminases hépatiques (Moreland *et al.*, 2001).

Au cours de la grossesse, les traitements de fond pourront fréquemment être interrompus en raison de l'évolution favorable de la PR. Cependant, les corticoïdes, l'hydroxychloroquine, la sulfasalazine, les sels d'or et la cyclosporine A peuvent être poursuivis. Les immunosuppresseurs sont contre-indiqués, en dehors de l'azathioprine qui peut être poursuivie, à cause de leur tératogénicité et de leur passage dans le lait maternel (Goupille, 1997).

Des combinaisons thérapeutiques sont proposées afin d'améliorer les résultats insuffisants de la monothérapie de la PR ou dans les formes sévères de la maladie, sans augmenter significativement la toxicité. L'association MTX/hydroxychloroquine améliorerait la toxicité hépatique du MTX. Les associations utilisées pour augmenter l'efficacité comportent pratiquement toujours le MTX avec soit la sulfasalazine, soit la sulfasalazine/hydroxychloroquine, soit la ciclosporine A (Sany, 1999).

L'association de la corticothérapie à un traitement de fond habituel ralentirait de façon significative la progression des lésions radiologiques de la PR sur une durée de 2 ans (Sany, 1999).

IV/4. Chirurgie

Selon les recommandations américaines, un abord chirurgical est à envisager lorsque les patients conservent des douleurs inacceptables ou une limitation des mouvements en dépit d'un traitement médical approprié. La priorité est donnée au traitement chirurgical des membres inférieurs. Une réadaptation post-opératoire et une prise en charge multidisciplinaire (rhumatologue, rééducateur, orthopédiste) sont nécessaires après ce type d'interventions (Canovas and Bonnel, 1997).

IV/5. Evaluation des traitements

Les critères de l'ACR ont été établis afin de normaliser l'évaluation des traitements de la PR. On distingue l'ACR20, l'ACR50 ou l'ACR70, qui reflètent une amélioration de 20, 50 ou 70 % des paramètres suivants :

- ✓ nombre d'articulations douloureuses et nombre d'articulations tuméfiées
- ✓ douleur évaluée par le patient
- ✓ appréciation globale de l'activité de la maladie par le patient
- ✓ appréciation globale de l'activité de la maladie par le médecin
- ✓ impotence fonctionnelle appréciée par le patient
- ✓ paramètres biologiques inflammatoires (VS ou CRP)

Par exemple, l'ACR 20 signifie une amélioration d'au moins 20 % sur le premier critère et une amélioration d'au moins 20 % sur 3 des 5 autres items (Sany, 1999).

V/ EVOLUTION

V/1. Modalités évolutives

L'évolution de la PR est très variable. Diverses possibilités ont été décrites : il existe des formes monocycliques comportant une poussée évolutive qui régresse complètement (20 %), des formes polycycliques (70 %) et la redoutable forme progressive (10 %) qui évolue inexorablement vers un handicap articulaire multifocal important. Mises à part les formes aiguës assez rares qui progressent en quelques semaines, l'évolution se fait habituellement sur des mois, voire des années : le nombre d'articulations atteintes augmente, ainsi que la gêne fonctionnelle. Celle-ci est due aux déformations articulaires et à leurs complications ainsi qu'aux effets indésirables des traitements prescrits au long cours (Sany, 1999).

Les conséquences socioprofessionnelles sont importantes : après 5 ans, les patients perdent plus de 10 % de leurs activités initiales et dans 10 % des cas, la PR engendre une invalidité grave en moins de 2 ans (Combe, 1997). Après 20 ans d'évolution, une étude de cohorte a recensé 80 % de patients inaptes au travail (Jantti *et al.*, 1999).

V/2. PR et mortalité

La PR a longtemps été considérée comme une maladie grave et très invalidante mais ne mettant pas en jeu le pronostic vital. Cependant dès 1953, Cobb *et al.* (1953) avaient montré une diminution significative de l'espérance de vie chez les patients atteints de PR. Cette diminution varie entre 5 et 10 ans par rapport à une population générale de référence (Combe, 1995). Une étude européenne prospective sur 25 ans a montré que les patients atteints de PR avaient une espérance de vie écourtée de l'ordre de 5 ans (7 ans pour les hommes et 3 ans pour les femmes), quelle que soit la prise en charge par les thérapeutiques classiques disponibles (Vandenbroucke *et al.*, 1984). Il a été montré également que l'espérance de vie des patients à un stade III-IV de la PR était équivalente à celle de patients atteints de la maladie de Hodgkin au stade IV avant chimiothérapie ou à celle de patients présentant une sténose coronaire triple avant pontage (Schiff, 1997).

L'augmentation de la mortalité dans la PR est due, d'une part à l'augmentation des causes non spécifiques, comme les maladies cardio-vasculaires (40 % des décès) et d'autre part à des causes spécifiques à la PR. Parmi ces dernières, les infections, surtout pulmonaires sont responsables de 9 à 20 % des décès ; les leucémies et les lymphomes semblent plus fréquents dans la PR que dans la population générale, ainsi que les affections gastro-intestinales et surtout les complications des ulcères gastriques liés aux effets secondaires des traitements (Combe, 1997). Les facteurs de sévérité des manifestations articulaires ou extra-articulaires semblent à peu près superposables aux facteurs prédictifs de mortalité (Combe, 1994).

IMMUNOPATHOLOGIE DE LA POLYARTHRITE RHUMATOIDE

Des modèles animaux, comme l'arthrite induite par collagène chez la souris ont été développés afin de déterminer le processus moléculaire de la PR (Holmdahl *et al.*, 2002).

I/ IMMUNOPATHOLOGIE DES LESIONS ARTICULAIRES

La PR a été pendant longtemps considérée comme une maladie liée à un processus d'immunité cellulaire impliquant les lymphocytes T étant donné qu'un grand nombre de lymphocytes T CD4+ est retrouvé dans la synoviale rhumatoïde. En fait, on peut distinguer 4 phases dans le processus de la maladie : une phase d'initiation, une phase de recrutement et d'inflammation, une phase de prolifération synoviale et de destruction de l'articulation et enfin une phase de réparation (**figure n°1**). Seules les deux premières seraient T-dépendantes (Sany, 1999).

I/1. Phase d'initiation

Les antigènes (exogènes ou endogènes) responsables de la maladie sont encore inconnus, et la maladie se déclenche sous l'influence de différents facteurs. Cet antigène serait présenté par des molécules HLA de classe II aux lymphocytes T CD4+, induisant le processus inflammatoire et l'activation des macrophages synoviaux, des fibroblastes et des cellules dendritiques qui produisent de nombreuses cytokines, dont l'IFN-γ et l'IL-2, jouant un rôle majeur dans l'inflammation et la destruction ostéo-cartilagineuse (Sany, 1999).

I/2. Phase de recrutement et d'inflammation

Il existe un infiltrat lymphocytaire périvasculaire formé par les lymphocytes T CD4+ circulants de phénotype mémoire CD45RO+, qui traversent la paroi des vaisseaux de la synoviale entre les cellules endothéliales sous l'action de molécules d'adhésion, comme ICAM-1 (Molécule d'Adhésion Inter-Cellulaire) ou VCAM-1 (Molécule d'Adhésion des Cellules Vasculaires) à la surface de l'endothélium et VLA-4 (Very Late Antigen), L-sélectine, et Mac-1 (intégrine) sur les partenaires cellulaires.

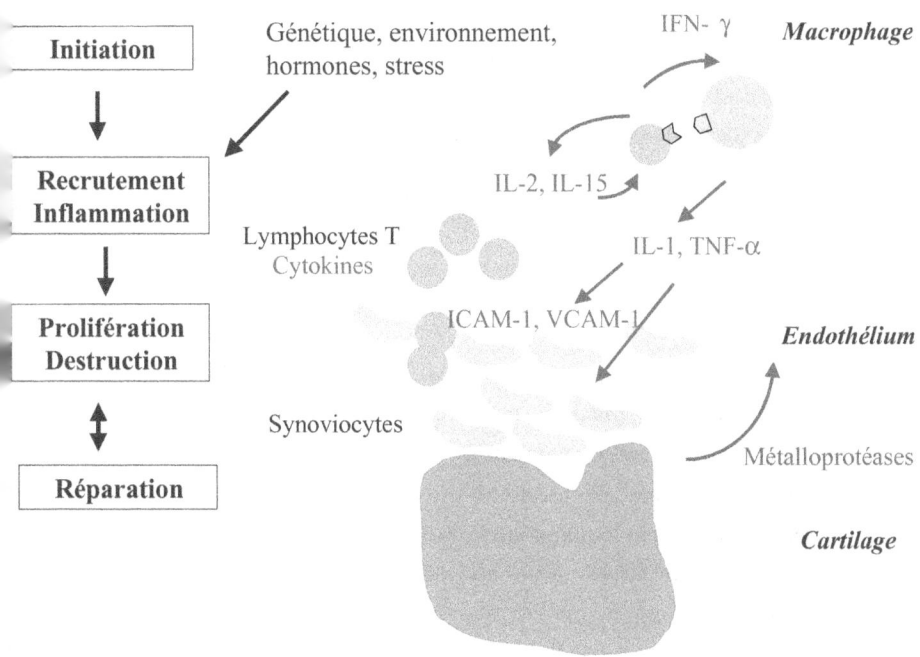

Figure n°1 : Différentes phases des lésions articulaires de la PR

(d'après Sany, 1999)

D'autre part, les cytokines sécrétées stimulent les vaisseaux sanguins afin de les rendre plus perméables (Cantagrel, 1997). Une importante néovascularisation de la synoviale, nécessaire au recrutement des lymphocytes, des monocytes et des polynucléaires neutrophiles sanguins est observée. Veale *et al.* (1998) ont montré que les taux d'ICAM-1 et de P-sélectine étaient significativement plus élevés chez les patients avec une PR active que chez les témoins. Salih *et al.* (1999) ont montré que les taux de VCAM-1, de E-sélectine et d'anticorps anti-cellules endothéliales étaient plus élevés chez les patients avec une PR accompagnées de neuropathies périphériques que chez les patients avec une PR sans complication neurologique. Ces résultats suggèrent que le développement des neuropathies périphériques dans la PR est associé à une activation importante des cellules endothéliales.

I/3. Phase de prolifération synoviale et de destruction articulaire

Cette étape semble indépendante des lymphocytes T, qui prolifèrent peu dans la membrane synoviale et qui paraissent anergisés. Les cellules synoviales, et surtout les synoviocytes B fibroblastiques activés prolifèrent sous l'influence du TNF-α et de l'IL-1, et sécrètent ces mêmes cytokines ainsi que des MMP (cathepsine, collagénases et stromélysine), responsables de destructions cartilagineuses. Parallèlement, l'activation de ces cellules augmente l'expression de certains proto-oncogènes (Bcl2 par exemple), altère le cycle cellulaire et diminue l'apoptose favorisant ainsi leur prolifération, donnant à la membrane synoviale un aspect pseudo-tumoral chronique et conduisant à la formation du pannus (Cantagrel, 1997).

Au sein de l'infiltrat inflammatoire, l'interaction entre les cellules ayant migré du sang et les cellules mésenchymateuses résidentes favorise la prolifération des synoviocytes et leur sécrétion cytokinique. Cette stimulation intra-synoviale rend compte de l'agressivité de la prolifération pseudo-tumorale qui n'est pas associée à une capacité de reconstruction suffisante. De plus, la persistance de l'état inflammatoire favorise les modifications moléculaires qui contribuent à un contrôle réduit de la prolifération cellulaire (Miossec, 1997). Ces mêmes interactions entre les synoviocytes et les lymphocytes B, présents dans la synoviale contribuent à leur différenciation en plasmocytes producteurs d'IgG à activité auto-anticorps dont les FR (Dechanet *et al.*, 1995).

Les macrophages jouent également un rôle important dans la synovite rhumatoïde. Ce sont des cellules présentatrices d'antigène qui participent donc à la présentation aux lymphocytes T de peptides apprêtés, associés aux molécules HLA de classe II qu'ils expriment fortement. Ils participent activement à la production de cytokines, comme le TNF-α, l'IL-1, l'IL-6, l'IL-8, le GM-CSF (Granulocyte Macrophage – Colony Stimulating Factor), le M-CSF (Macrophage - Colony Stimulating Factor), le TGF-β (Transforming Growth Factor) (Burmester *et al.*, 1997).

Les polynucléaires neutrophiles dans le liquide synovial, et les macrophages, dans la membrane synoviale, entretiennent la réaction inflammatoire par la production de nombreux médiateurs non spécifiques de l'inflammation : métabolites de l'acide arachidonique (prostaglandines E2 ou PGE2, thromboxanes, leucotriènes et PAF ou Platelet Activating Factor) ; oxyde nitrique, radicaux libres et ions superoxydes ; produits de clivage du complément et amines vasoactives (Cantagrel, 1997).

I/4. Phase de réparation

Une fibrose se développe mais elle ne compense pas la destruction. Les chondrocytes synthétisent du collagène et des protéoglycanes sous l'influence du TGF-β, qui avec l'IL-10 inhibe la libération des MMP, la sécrétion des cytokines pro-inflammatoires et stimule la production de TIMP (Tissue Inhibitor of Metalloproteinases) qui est généralement dépassé (Cantagrel, 1997).

Ces lésions inflammatoires sont la conséquence d'une réponse auto-immune vis à vis des antigènes spécifiques de l'articulation. Des données récentes suggèrent que les anomalies immunologiques observées ne sont pas limitées à l'activation et à l'expansion clonale des lymphocytes infiltrant la synoviale mais impliquent également la majorité des cellules T circulantes (Koetz *et al.*, 2000). Le nombre de cellules T CD57+ est souvent augmenté dans le sang périphérique et le liquide articulaire au cours de la PR. Ces cellules ont perdu l'antigène CD28 et possèdent de grandes capacités de prolifération et de sécrétion de cytokines, telles que l'IFN-γ (Maeda *et al.*, 2002).

D'autre part, une perte de la diversité des cellules T, une prolifération oligoclonale et l'émergence de cellules T $CD28^{null}$, caractéristiques typiques du dysfonctionnement immunitaire lié à l'âge et attribuées à la diminution des fonctions thymiques ont été démontrées. Cette similitude d'anomalies immunologiques suggère que les patients atteints de PR présenteraient une immunosénescence prématurée de leurs cellules T (Weyand and Goronzy, 2002).

II/ IMMUNOPATHOLOGIE DES LESIONS EXTRA-ARTICULAIRES

Ces manifestations extra-articulaires sont inconstantes, variées, mais le plus souvent observées dans des PR anciennes avec un taux élevé de FR et chez l'homme.

Différents mécanismes immunopathologiques peuvent être associés (Sany, 1999).

II/1. Facteurs génétiques

La fréquence de l'haplotype HLA-DR4 est augmentée dans la population de patients présentant certaines lésions extra-articulaires comme la nodulose, la vascularite ou le syndrome de Felty.

II/2. Complexes immuns

Pour certains, il s'agit d'IgG associés à des FR IgG, A, M ou E, pour d'autres d'IgG auto-agrégées. Leur taille varie de 7 à 30S (unité Svedberg). Les complexes de taille intermédiaire (12-24S) seraient les plus agressifs. Ils sont retrouvés dans les vaisseaux sanguins ainsi que dans différents organes cibles et ils jouent un rôle particulier dans la vascularite rhumatoïde. Dans les neuropathies, des dépôts de complexes immuns, de fragment C3 du complément et de FR sont présents dans les vaisseaux.

II/3. Rôle des IgA

Dans la PR, 15 à 23 % des malades ont un taux élevé d'IgA sériques. Dans 86 % des PR avec manifestations extra-articulaires, des taux élevés de FR IgA sont trouvés ; au cours de la vascularite rhumatoïde, des complexes immuns contenant des IgA ont été rapportés.

Cependant, la fréquence des manifestations extra-articulaires est pratiquement la même chez des malades avec ou sans un taux élevé d'IgA sériques.

II/4. Rôle des lymphocytes et des macrophages

Un infiltrat de lymphocytes T CD8+ d'origine inconnue est observé dans la péricardite rhumatoïde.

Dans 20 % des PR, le plus souvent avec des FR positifs, des nodules rhumatoïdes sous-cutanés ou viscéraux sont présents. Ils se situent sur des zones de friction comme la face d'extension des coudes. Le traumatisme local induit de petites hémorragies récidivantes, entraînant l'activation des macrophages et la sécrétion de TNF-α, de TGF-β, de GM-CSF, de facteurs angiogéniques stimulant la néovascularisation locale, ainsi que de protéinases et de collagénases induisant la nécrose tissulaire. De nombreux lymphocytes T CD8+ sont également présents, et l'expression des antigènes HLA de classe II est augmentée.

III/ RÔLE DES CYTOKINES

Les cytokines jouent un rôle majeur dans l'immunopathologie de la PR. Ce sont des médiateurs protéiques solubles contrôlant la communication entre les cellules du système immunitaire. Elles agissent localement au contact direct de leur cible (action paracrine), soit à distance (action endocrine) lorsqu'elles sont sécrétées dans la circulation. Leur action fait intervenir des récepteurs membranaires spécifiques de haute affinité (Miossec, 2000).

III/1. Les cytokines pro-inflammatoires

Dans la PR, il existe un déséquilibre entre les cytokines pro-inflammatoires, représentées par l'**IL-1** le **TNF-α** et l'**IL-6**, sécrétées en excès par les monocytes/macrophages et les synoviocytes, et les cytokines anti-inflammatoires, comme l'**IL-4**, l'**IL-10** et l'**IL-13**, sécrétées en quantité insuffisante (Sany, 1999).

Ces cytokines pro-inflammatoires agissent en synergie et en cascade : le TNF-α stimule la production d'IL-1 qui elle-même stimule celle de l'IL-6. L'inhibition du TNF-α induit une diminution spontanée de la production d'IL-1, mais l'inhibition de l'IL-1 ne diminue pas la synthèse de TNF-α. Leur production est locale comme le montre leur concentration beaucoup plus élevée dans l'articulation rhumatoïde que dans le sérum (Cantagrel, 1997).

Une corrélation entre la production abondante de cytokines d'origine macrophagique dans le liquide et le tissu synovial (TNF-α, IL-1, IL-6 et IL-8) et la sévérité de la maladie a été rapportée (O'Dell, 1999).

III/1.1. Le TNF-α

Le **TNF-α** est une cytokine pléiomorphe. Il participe au développement du système immunitaire, à l'organisation morphologique de la rate et des ganglions lymphatiques et à la régulation des fonctions lymphocytaires T et B. C'est un médiateur de l'immunité naturelle lors du développement de processus infectieux et néoplasiques. Il a également une action centrale dans les processus inflammatoires. Il a cependant un rôle délétère, dans les destructions tissulaires au cours des rhumatismes inflammatoires et notamment de la PR (Fautrel and Cherin, 2000). Parmi les cytokines sécrétées dans la PR, il tient une place majeure dans la cascade inflammatoire, son taux est augmenté dans le sang périphérique, le liquide synovial ainsi que dans la synovite rhumatoïde.

Le TNF-α est synthétisé principalement par les cellules du système macrophagique (monocytes/macrophages), mais également par un grand nombre d'autres cellules : les lymphocytes T et B, les cellules Natural Killer (NK), les polynucléaires neutrophiles, les fibroblastes, les cellules de Langherans, les cellules épithéliales, les synoviocytes et les neurones. Le TNF-α circulant résulte du clivage du TNF-α membranaire biologiquement actif médié par une enzyme de type métalloprotéase membranaire appelée TACE (TNF-α convertase enzyme). Le TNF-α circule sous forme d'un trimère.

Les gènes codant pour cette molécule se situent sur le chromosome 6, au milieu des gènes du système majeur d'histocompatibilité. Comme son nom l'indique, il favorise la nécrose des tumeurs, stimule la croissance, la différentiation, le chimiotactisme et la migration des cellules inflammatoires et notamment des macrophages (Sany, 2000).

Le TNF-α serait impliqué plus directement dans les actions systémiques et inflammatoires alors que l'IL-1 aurait plutôt une action locale contribuant à la

50

déminéralisation et à la destruction de l'os et du cartilage (Joosten *et al.*, 1999 ; van den Berg, 2001).

III/1.2. Effets des cytokines pro-inflammatoires

Le TNF-α est un médiateur précoce de l'inflammation, ses principaux effets sont (Sany, 2000) (**figure n°2**) :

✓ **sur les vaisseaux** : l'expression de TNF-α entraîne une activation locale de l'endothélium, la production de monoxyde d'azote avec vasodilatation et augmentation de la perméabilité vasculaire. Il augmente à la surface des cellules endothéliales l'expression des molécules d'adhésion, comme la E-sélectine, ICAM-1 et VCAM-1, ainsi que l'expression des molécules du CMH de classe II. Il en résulte le recrutement de cellules inflammatoires, l'activation du système du complément et la production d'immunoglobulines (O'Dell, 1999). L'activation locale endothéliale augmente la production de VGEF (Vascular Endothelium Growth Factor) qui favorise l'angiogénèse. Le TNF-α augmente aussi la production de PAF et donc l'activation et l'adhésion plaquettaire, ce qui a pour conséquence d'obturer les vaisseaux et de limiter ainsi la diffusion d'une infection locale. Ce mécanisme d'occlusion des vaisseaux provoquée par le TNF-α est à l'origine de son nom, car ce processus a été d'abord observé dans la nécrose vasculaire des tumeurs. D'autre part, il a une action pro-coagulante en diminuant la thrombomoduline, expliquant son action anti-tumorale

✓ **sur les cellules** : le TNF-α entraîne une activation des lymphocytes, des neutrophiles et des macrophages. Au niveau des articulations, dans la PR, il induit la prolifération des fibroblastes et des synoviocytes constituant le pannus. Il recrute et active les ostéoclastes et les chondrocytes sécrétant des MMP et il diminue l'activité des ostéoblastes. Par ailleurs, il a un effet systémique hépatique en entraînant un syndrome inflammatoire biologique (VS et CRP élevées)

✓ **sur les médiateurs solubles** : avec l'IL-1, le TNF-α stimule la production d'autres cytokines, telles que le LIF (Leukemia Inhibitory Factor), l'IFN-γ, le TGF-β et l'IL-8, de chemokines pro-inflammatoires (RANTES, IL-8, "Macrophage Inflammatory Protein" ou MIP-1α, "Monocyte Chemoattractant Protein" ou MCP-1) et de facteurs de croissance

51

hématopoïétique (G-CSF et GM-CSF) par les cellules mésenchymanteuses, telles que synoviocytes, chondrocytes, fibroblastes et ostéoblastes (Miossec, 2000). Il induit également la production d'autres médiateurs non spécifiques de l'inflammation comme les PGE2, les leucotriènes, le PAF, l'oxyde nitrique et les ions O_2^-. Il est avec l'IL-1 responsable de la fièvre, de la douleur, de la cachexie et de l'asthénie, fréquentes au cours des poussées de la PR par un effet hypothalamique et par un effet musculaire, d'une amyotrophie et de la raideur matinale

✓ **sur l'apoptose** : le TNF-α est susceptible d'induire la mort cellulaire programmée

✓ **sur l'hématopoïèse** : l'inhibition du TNF-α entraîne une augmentation de la concentration en hémoglobine ainsi qu'une diminution du nombre de plaquettes, de monocytes et de polynucléaires circulants.

Bien que ces effets soient bénéfiques lorsqu'ils sont locaux, au niveau systémique ils peuvent être catastrophiques et conduire à un choc septique ou à une coagulation intra-vasculaire disséminée (O'dell, 1999).

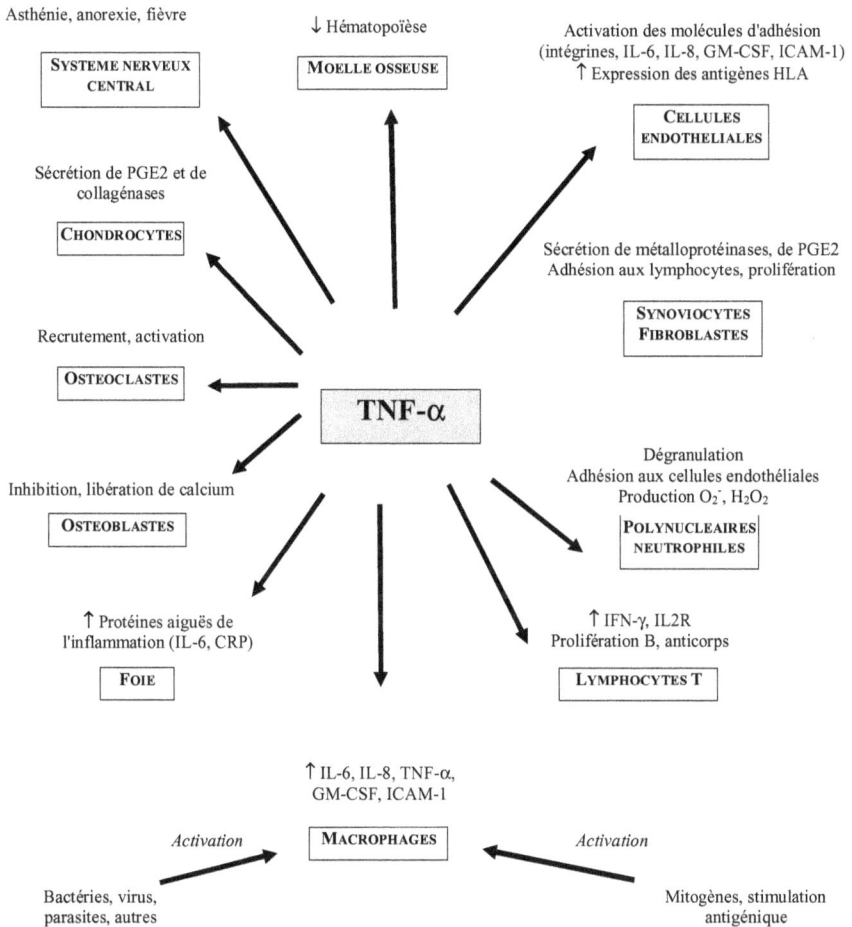

Asthénie, anorexie, fièvre

SYSTEME NERVEUX CENTRAL

↓ Hématopoïèse

MOELLE OSSEUSE

Activation des molécules d'adhésion
(intégrines, IL-6, IL-8, GM-CSF, ICAM-1)
↑ Expression des antigènes HLA

CELLULES ENDOTHELIALES

Sécrétion de PGE2 et de collagénases

CHONDROCYTES

Sécrétion de métalloprotéinases, de PGE2
Adhésion aux lymphocytes, prolifération

SYNOVIOCYTES FIBROBLASTES

Recrutement, activation

OSTEOCLASTES

TNF-α

Inhibition, libération de calcium

OSTEOBLASTES

Dégranulation
Adhésion aux cellules endothéliales
Production O_2^-, H_2O_2

POLYNUCLEAIRES NEUTROPHILES

↑ Protéines aiguës de l'inflammation (IL-6, CRP)

FOIE

↑ IFN-γ, IL2R
Prolifération B, anticorps

LYMPHOCYTES T

↑ IL-6, IL-8, TNF-α, GM-CSF, ICAM-1

Activation

MACROPHAGES

Activation

Bactéries, virus, parasites, autres

Mitogènes, stimulation antigénique

Figure n°2 : Effets du TNF-α

(d'après Sany, 2000)

53

III/1.3. Autres cytokines pro-inflammatoires

A côté de l'IL-1, du TNF-α et de l'IL-6, d'autres cytokines, comme l'IL-12, l'IL-15 et l'IL-18 ont aussi un rôle pro-inflammatoire.

✓ L'**IL-12** est une cytokine qui induit une réponse de type TH1, produite par les cellules dendritiques et les macrophages. Chez les patients atteints de PR, les taux sériques d'IL-12 sont corrélés avec un nombre élevé d'articulations tuméfiées et avec les taux de CRP. Les taux d'IL-12 sont corrélés positivement avec ceux d'IL-2, d'IFN-γ, d'IL-6 et de TNF-α et inversement avec ceux d'IL-10. L'IL-12 est donc impliquée dans la production des cytokines pro-inflammatoires (Kim *et al.*, 2000). Cependant, les taux élevés d'IL-12 observés dans le liquide synovial comparés aux taux sériques, suggèrent que l'IL-12 serait produite et sécrétée dans l'articulation rhumatoïde (Bucht *et al.*, 1996).

✓ L'**IL-18** (ou IGIF pour IFN-γ Inducing Factor) est un membre de la famille de l'IL-1 qui est exprimée à des taux élevés dans la synoviale rhumatoïde. Elle est synthétisée par les macrophages, les chondrocytes articulaires et les ostéoblastes. La combinaison de l'IL-12, l'IL-18 et l'IL-15, induit une réponse TH1 qui se manifeste par la production d'IFN-γ, dans les cultures *in vitro* de membranes synoviales (Gracie *et al.*, 1999). Cependant, chez la souris, l'IL-18 peut induire une réponse TH2 en fonction de la disposition génétique de la souris et de l'environnement cytokinique local (Arend, 2001). Les effets pro-inflammatoires de l'IL-18 incluent la stimulation directe de la synthèse d'oxyde nitrique, et la production par les macrophages de GM-CSF, d'IL-2, de PGE2, de TNF-α, d'IL-1 et d'IL-6, dans les cultures de membranes synoviales (Dayer, 1999).

✓ L'**IL-15** est une cytokine, présente dans la membrane synoviale rhumatoïde où elle a un rôle pro-inflammatoire. Elle est produite par les macrophages synoviaux, elle induit la prolifération des cellules T synoviales et la maturation des cellules B, favorise le recrutement des cellules de l'inflammation et notamment l'attraction des lymphocytes T CD4+ (sans prolifération dans la synoviale) et diminue l'apoptose. L'IL-15 stimule directement la production de TNF-α par les cellules T synoviales et active ces cellules afin d'augmenter la production de TNF-α par les macrophages après contact direct (McInnes and Liew, 1998).

III/1.4. Défauts des mécanismes spécifiques de régulation des cytokines pro-inflammatoires dans la PR

Normalement, l'action de ces cytokines est régulée par la production d'antagonistes naturels : récepteurs solubles de l'IL-1 et récepteur antagoniste IL-1RA ainsi que récepteurs solubles du TNF-α. Ces récepteurs sont produits par les synoviocytes mais un déséquilibre entre la production de TNF-α et d'IL-1 (en excès) et de leurs antagonistes respectifs (en défaut) aboutit à une action délétère des cytokines (Cantagrel, 1997).

III/1.4.1. REGULATION DE L'ACTION DE L'IL-1

La famille de l'IL-1 est constituée de deux molécules agonistes pro-inflammatoires, l'IL-1α et l'IL-1β et d'un récepteur antagoniste spécifique, l'IL-1RA. L'IL-1 induit une réponse intra-cellulaire après fixation sur son récepteur de type I sur la cellule cible. L'IL-1RA se lie sur le récepteur de l'IL-1 avec une avidité égale à celle de l'IL-1 mais empêche l'activation de la cellule. Il agit comme un inhibiteur compétitif de liaison de l'IL-1 : la production endogène d'IL-1RA est donc un mécanisme anti-inflammatoire important, cependant comme l'occupation de 1 % des récepteurs de l'IL-1 suffit pour obtenir un effet optimal, il faut des quantités importantes d'IL-1RA pour bloquer l'effet de l'IL-1.

Au cours de la PR, il a été montré que la sécrétion d'IL-1RA endogène est très insuffisante pour inhiber efficacement l'action de l'IL-1 synthétisée localement (Arend, 2001).

Les récepteurs solubles inhibent l'action des cytokines par compétition avec les sites membranaires. Il existe deux types de récepteurs membranaires de l'IL-1 (Miossec, 1997) :

✓ le récepteur de type I possède un long domaine intracytoplasmique, il est responsable de l'induction du signal intracellulaire après fixation de l'IL-1, permettant l'activation de la cellule cible

✓ le récepteur de type II, avec un domaine cytoplasmique court, exerce des effets anti-inflammatoires : il ne transmet pas de signal, mais est essentiellement libéré sous forme soluble pouvant ainsi fixer l'IL-1 mais aussi son antagoniste naturel, l'IL-1RA.

55

III/1.4.2. REGULATION DE L'ACTION DU TNF-α

L'activité biologique du TNF-α nécessite sa fixation à des récepteurs membranaires spécifiques de haute affinité, exprimés à la surface de nombreuses cellules, notamment les macrophages, les lymphocytes, les fibroblastes et les cellules endothéliales synoviales. Deux types de récepteurs membranaires ont été identifiés : p55 TNF-RI de type I (CD120a) et p75 TNF-RII de type II (CD120b), présents en densité variable (10^3 à 10^4/cellule) sur de très nombreux types cellulaires. Ils possèdent un domaine cytoplasmique identique et un domaine extracellulaire de taille différente séparés par un domaine transmembranaire. Les fragments extramembranaires sont libérés dans le milieu extracellulaire synovial ou plasmatique pour inhiber les activités biologiques du TNF-α. Ils sont capables de transmettre un signal intracellulaire et d'activer la cellule cible. Ils existent également sous forme soluble dans la circulation où ils complexent leur ligand et agissent donc comme des inhibiteurs naturels, en diminuant la biodisponibilité de ce dernier. Cependant, leur durée de vie est très courte, de l'ordre de quelques minutes. Il existe une relation de proportionnalité entre les taux de TNF-α et ceux des récepteurs solubles (Meyer, 2000).

Ces récepteurs solubles (sTNF-R) résultant du clivage membranaire ont été trouvés augmentés dans le sérum des patients atteints de PR, augmentation concernant surtout le sTNFR-p75, ainsi que dans le liquide synovial où les taux sont trois à quatre fois plus élevés que dans le sérum correspondant. Les taux sériques de sTNF-R sont corrélés à l'activité de la maladie. Ces taux élevés de récepteurs, capables de neutraliser les activités biologiques du TNF-α, suggèrent une tentative de régulation spontanée insuffisante pour maîtriser les phénomènes inflammatoires synoviaux (Meyer, 2000).

III/1.4.3. ANTICORPS NATURELS

Des auto-anticorps naturels anti-cytokines sont présents dans le sérum de sujets normaux. Une étude récente a montré que dans la PR, des taux élevés d'auto-anticorps anti-IL-1α circulants sont associés à un meilleur pronostic car les patients présentent une forme bénigne peu destructrice de la maladie. Ces anticorps pourraient contribuer au contrôle des poussées de la maladie. De plus, la présence de ces anticorps est corrélée négativement à la présence de l'antigène HLA-DR4, lui-même associé à la gravité de la maladie (Jouvenne *et al.*, 1997).

Des taux élevés d'anticorps anti-IL-6 ont été également retrouvés chez les patients atteints de PR (Bendtzen *et al.*, 1998).

III/2. Cytokines lymphocytaires

Bien que les lymphocytes T représentent une large proportion des cellules inflammatoires infiltrant la synoviale, les cytokines dérivées de ces cellules sont moins abondantes dans l'articulation que les cytokines produites par les macrophages et les synoviocytes (Miossec, 1997). En effet, les lymphocytes T paraissent être en état d'anergie dans la membrane synoviale : faible production de cytokines, faible expression de CD25, faible niveau de prolifération (Cantagrel, 1997).

III/2.1. Balance des cytokines régulatrices

Il a été démontré que la balance TH1/TH2 (lymphocytes T Helper ou auxiliaires) détermine le phénotype et la progression de nombreuses maladies inflammatoires, allergiques ou auto-immunes. La réponse TH1 (médiée par l'IL-2, l'IFN-γ et l'IL-12) induit une réponse cellulaire prédominante et est plutôt impliquée dans les pathologies chroniques inflammatoires alors que la réponse TH2 (médiée par l'IL-4, l'IL-5, l'IL-6, l'IL-10 et l'IL-13) induit une réponse humorale et est plutôt impliquée dans les allergies. Les deux réponses se contrôlent réciproquement (Miossec, 1997). Les lymphocytes T représentent la population cellulaire majoritaire infiltrant la synoviale rhumatoïde, ce sont principalement des lymphocytes T CD4+ de type TH1, notamment lors du déclenchement de la maladie. Par la suite, ce sont les monocytes et les macrophages qui ont le rôle le plus important. Ces deux populations cellulaires sont à l'origine d'une augmentation de la production de cytokines pro-inflammatoires (IL-1, IL-6 et TNF-α) non compensée par l'augmentation modérée des cytokines anti-inflammatoires, dont l'IL-10, et d'un déséquilibre de la balance TH1/TH2, tant dans le sang périphérique que dans le liquide articulaire (Fautrel and Cherin, 2000).

En effet, une déviation de la production cytokinique des cellules T vers un profil cytokinique de type TH1 a été observée dans les articulations de patients atteints de PR, impliquant que cette immuno-déviation est restreinte au site de l'inflammation (Dolhain *et al.*, 1996).

Berner *et al.* (2000) ont montré des profils cytokiniques des cellules T identiques, dans le sang périphérique de patients atteints de PR et dans celui de patients contrôle, avec cependant une forte prédominance de cellules T CD4+ et CD8+ produisant des cytokines de type TH1. La proportion de cellules T CD4+ TH1 et de cellules T CD8+ cytotoxiques "Tc1", produisant essentiellement de l'INF-γ, est significativement plus élevée dans le liquide synovial des patients atteints de PR que dans leur sang périphérique, expliquant une action locale de ces cellules dans l'inflammation.

Yudoh *et al.* (2000) ont montré une expression diminuée des cellules T CD4+ régulatrices "Tr1", dans le sang périphérique et dans le tissu synovial de ces patients. Ces cellules sont productrices d'IL-10 mais pas d'IL-2 et d'IL-4 et possèdent une faible capacité de prolifération. La fréquence de ces cellules est inversement corrélée avec la fréquence des cellules TH1, le taux sérique de CRP, le score de l'activité de la maladie et l'infiltration lymphocytaire de la synoviale rhumatoïde. Ceci pourrait expliquer la prédominance de cellules TH1 dans le sang périphérique et la synoviale enflammée, ainsi que l'exacerbation du processus inflammatoire dans la PR.

III/2.2. Cytokines d'origine lymphocytaire TH1 et inflammation

Bien que la présence d'ARNm de l'IL-2 et de l'INF-γ ait été rapportée, beaucoup de travaux ne détectent que des taux faibles de ces cytokines dans les articulations (Cohen *et al.*, 1995).

Il a été montré que seul un petit nombre de cellules exprimant l'IL-2 peut être détecté dans la synoviale rhumatoïde et que les cytokines dérivant des cellules T, comme l'IL-2 et l'IFN-γ sont présentes à des taux faibles. L'IL-15, qui partage les mêmes propriétés que l'IL-2 et qui est présente en quantité abondante dans la synoviale rhumatoïde, pourrait remplacer l'IL-2 dans la stimulation des cellules T (Sebbag *et al.*, 1997).

L'**INF-γ** intervient à la phase précoce de la réponse cellulaire dans l'induction de l'hyper-expression des molécules du CMH, favorable à la coopération cellulaire. De faibles quantités d'INF-γ augmentent la production par les monocytes des cytokines pro-inflammatoires, IL-1 et TNF-α. En outre, produit sous l'action de l'IL-12 et de l'IL-18, l'IFN-γ est capable d'inhiber la production d'IL-10, l'une des plus puissantes cytokines anti-inflammatoires (Miossec, 2000).

La présence d'IFN-γ dans la synoviale rhumatoïde est controversée, cette divergence étant probablement due à la différence de sensibilité des tests utilisés et aux différents moyens de sélection des patients en fonction de l'activité de la maladie. En effet, certains auteurs (Bucht *et al.*, 1996 ; Simon *et al.*, 1994) ont détecté des taux élevés d'ARNm d'IFN-γ dans le liquide synovial par Reverse Transcription - Polymerase Chain Reaction ou RT-PCR, alors que d'autres auteurs (Firestein *et al*, 1990 ; Chen *et al.*, 1993) n'en ont pas trouvé. L'expression d'IFN-γ participe à la cascade inflammatoire en induisant la production de TNF-α par les macrophages, les taux des deux cytokines étant corrélés dans le liquide synovial rhumatoïde (Bucht *et al*, 1996).

L'**IL-17** est également une cytokine pro-inflammatoire d'origine lymphocytaire T. Elle est produite en grande quantité dans la synoviale au cours de la PR par des lymphocytes T CD4+ activés de phénotype TH1/TH0, et mémoire (CD45RO+). Sa sécrétion est régulée par l'IL-4 et l'IL-13 (Chabaud *et al.*, 1999). Elle stimule les cellules épithéliales, endothéliales et fibroblastiques et induit la production de l'IL-6, l'IL-8, du GM-CSF et des PGE2. L'IL-17 augmente la sécrétion d'IL-6 et de LIF, en augmentant les effets de l'IL-1 et du TNF-α sur les synoviocytes de manière synergique (Aarvak *et al.*, 1999).

III/2.3. Cytokines TH2 et activité anti-inflammatoire

L'**IL-10** est produite par les lymphocytes T CD4+, mais aussi par les monocytes/macrophages activés, les kératinocytes et les cellules B CD5+. Elle inhibe la synthèse d'IL-1, d'IL-6, d'IL-8, de TNF-α et de GM-CSF par les macrophages activés et diminue l'expression des molécules CMH de classe II sur les monocytes : elle exerce donc des propriétés anti-inflammatoires. D'autre part, elle inhibe indirectement la production d'IL-2, d'IL-3, de TNF-β, de G-CSF, de GM-CSF et d'IFN-γ (via un blocage de l'IL-12) par les cellules T et les cellules NK. Enfin, l'IL-10 augmente la prolifération des cellules B, leur différenciation en plasmocytes et l'expression des molécules CMH de classe II sur les cellules B (Cush *et al.*, 1995).

Comme la PR semble être une maladie de type TH1, le taux d'**IL-10** devrait être diminué au niveau sanguin et du tissu synovial. Il a en fait été montré que les taux d'IL-10 étaient significativement plus importants dans le liquide synovial que dans le sang des malades et que les taux sanguins étaient significativement réduits par rapport aux témoins (Lapadula *et al.*, 1995 ; Yudoh *et al*, 2000).

Cependant, d'autres études ont montré que les monocytes ainsi que les lymphocytes B du sang périphérique et du site synovial des patients atteint de PR produisaient des quantités importantes d'IL-10 exerçant un effet anti-inflammatoire, néanmoins insuffisant pour bloquer les effets de l'IL-1 et du TNF-α. Cette production locale d'IL-10 immunosupressive contribuerait à la diminution des fonctions des cellules T et de leur production de cytokines. Une corrélation négative a été trouvée entre la production d'IL-10, la VS, et les taux de CRP évaluant l'activité et la sévérité de la maladie (Verhoef *et al.*, 2001). Elle expliquerait également la production importante d'auto-anticorps et en particulier des FR : l'IL-10 inhiberait les fonctions des cellules TH1 et permettrait la différenciation des cellules TH2 qui ont la capacité de collaborer avec les lymphocytes B pour faciliter la production d'anticorps (Cush *et al.*, 1995).

Comme l'IL-10, l'**IL-4** est une cytokine de type TH2 avec des propriétés anti-inflammatoires liées à ses propriétés d'inhibition des fonctions des macrophages et de rétrocontrôle sur la production de TNF-α et d'IL-1. L'IL-4 favorise la différenciation et l'expansion des cellules B et donc l'induction d'une réponse TH2. Malgré un test de haute sensibilité, Bucht *et al.* (1996) n'ont pas détecté d'ARNm d'IL-4, ni dans le sang périphérique ni dans le liquide synovial de patients atteints de PR. Les travaux de Davis *et al.* (2001) suggèrent qu'il existe un défaut dans la génération d'un nombre adéquat de cellules TH2 sécrétrices d'IL-4 dans la synoviale, contribuant à perpétuer l'inflammation chronique dans la PR.

III/3. Cytokines chémo-attractives

L'**IL-8** et l'**ENA-78** (Epithelial Neutrophil Activating peptide 78) exercent leur activité chémotactique sur les neutrophiles et sont produites en excès dans la synoviale rhumatoïde (Cantagrel, 1997).

RANTES, **MCP-1** et **MIP-1α** sont présents en quantités élevées dans la membrane synoviale et possèdent également une activité chémotactique sur les monocytes et les lymphocytes T (Cantagrel, 1997).

L'IL-1, l'IL-17 et le TNF-α induisent la production de **MIP-3** par les synoviocytes. Cette chemokine est impliquée dans la migration des cellules T et des cellules dendritiques immatures et contribue au recrutement de ces cellules dans la synoviale lors de la PR (Chabaud et al., 2001).

III/4. Cytokines favorisant l'angiogénèse

Le **TGF-β**, le **VEGF**, le **PDGF**, les « Fibroblast Growth Factor » ou **FGF-1** et **-2**, qui favorisent l'angiogénèse et la prolifération cellulaire, sont retrouvés dans la membrane synoviale. La production de FGF-1 est abondante en particulier dans la membrane synoviale rhumatoïde (Cantagrel, 1997).

Les effets suppresseurs du TGF-β incluent l'inhibition des fonctions des cellules T et B, ainsi que l'inhibition de la formation d'anticorps et de l'activité des cellules NK (Bucht et al., 1996).

En résumé, les monocytes du sang périphérique et du liquide synovial produisent des taux importants d'IL-1, de TNF-α, d'IL-6 et de GM-CSF, médiateurs de l'inflammation. Les lymphocytes T CD4+ et T CD8+ sécrètent de faibles taux d'IL-2 et d'IFN-γ, mais des taux élevés d'IL-4 et d'IL-10, cytokines TH2 immunorégulatrices. L'immuno-déviation vers une réponse TH1 est donc partiellement contrôlée par les cytokines régulatrices, mais de manière insuffisante dans la PR avérée (Al-Janadi et al., 1996).

LE REMICADE®

La PR est une maladie polymorphe, souvent sévère, dont le traitement est difficile et souvent décevant. L'amélioration des connaissances concernant l'immunopathologie et la pathogénie de la PR, d'une part, et les progrès de la biologie moléculaire, d'autre part, ont permis depuis quelques années le développement d'une immunothérapie sélective utilisant des drogues dites "biothérapies". Elles agissent sur une cellule ou un médiateur biologique précis dont le rôle a été démontré dans l'évolution de la maladie. Ces nouvelles stratégies thérapeutiques devraient permettre d'améliorer le résultat du traitement et de mieux comprendre l'immunopathologie de la PR.

Cette immunothérapie sélective de la PR est dirigée contre les éléments du complexe trimoléculaire comportant le lymphocyte T CD4+ et son récepteur spécifique (TCR), la cellule présentatrice d'antigène (plus particulièrement le macrophage) qui exprime à sa surface le complexe HLA de classe II, et enfin le ou les peptides antigéniques présentés par le macrophage et le système HLA de classe II au récepteur spécifique du lymphocyte T. En fait, les biothérapies très spécifiques n'ont pas encore donné de résultats vraiment convaincants.

Par contre, d'autres biothérapies concernant les cytokines, et en particulier le TNF-α ont donné des résultats prometteurs (Sany, 1999).

I/ LES ANTICORPS MONOCLONAUX

Au début des années 80, la découverte des anticorps monoclonaux a fait naître de grands espoirs, dans la mesure où il semblait possible, pour la première fois, de développer des agents thérapeutiques totalement sélectifs pour les cellules tumorales, grâce à leur spécificité absolue dans la reconnaissance de l'antigène. En effet, un anticorps monoclonal est produit de manière uniforme par un seul clone de lymphocytes B, et reconnaît donc par définition un seul antigène de façon très spécifique, alors qu'un anticorps polyclonal est produit par plusieurs clones de lymphocytes B de spécificités différentes.

Un tel objectif imposait cependant de contourner deux problèmes potentiels, d'une part, la nécessité de définir des cibles moléculaires idéales pour leur spécificité d'expression sur les cellules à détruire et d'autre part, la nécessité de diminuer le pouvoir immunogène lié à leur origine animale. En effet, la majorité des anticorps monoclonaux produits sont d'origine murine et peuvent donc être responsables de la production d'anticorps humains anti-murins (HAMA), si ils sont injectés à l'homme. Ces anticorps humains annulent les effets des anticorps murins en augmentant leur élimination ou en créant une réaction allergique par laquelle le sujet devient sensible à tout autre anticorps qui serait proche de l'anticorps initial. Ces réactions allergiques sont le plus souvent modérées de type rash cutané, éruption, fièvre ou nausées ; un choc anaphylactique peut survenir, mais rarement.

Ces anticorps, produits par des rongeurs, ont par ailleurs tendance à être rapidement éliminés chez les humains, nécessitant une administration répétée afin d'obtenir une efficacité thérapeutique.

La biologie moléculaire a permis de contourner ces difficultés, en permettant la synthèse d'anticorps "chimériques", comprenant une partie variable murine et une partie constante humaine. Ces anticorps ont conduit à une forte diminution de la production des anticorps anti-murins et à l'augmentation de l'efficacité thérapeutique. Cependant, ces anticorps chimériques, d'une part conservent la région variable murine et d'autre part présentent un idiotope qui persiste à leur conférer un certain degré d'immunogénicité. Leur demi-vie sérique est ainsi diminuée et la possibilité d'une utilisation répétée est réduite.

Des anticorps "humanisés", dont seules les régions hypervariables ou CDR ("Complementary Determining Region") sont d'origine murine, ont été alors construits. Ces anticorps, entièrement remaniés, conservent la capacité de reconnaître des séquences cibles, mais sont encore moins immunogènes que les anticorps murins ou chimériques, puisqu'ils ne possèdent qu'un idiotope potentiellement reconnu par le système immunitaire des patients traités. Ces caractéristiques améliorent leurs propriétés pharmacocinétiques et la diminution de l'immunogénicité permet d'allonger la durée de traitement et de le répéter. La longue demi-vie sérique de ces anticorps est similaire à celle des immunoglobulines humaines dont elles partagent la majorité des caractéristiques.

Aujourd'hui, grâce à la technologie de l'exposition sur bactériophage ou sur ribosome, il est possible de produire des anticorps entièrement humains contre une molécule d'intérêt.

Une autre manière d'obtenir ces anticorps consiste à utiliser des souris transgéniques, dont les cellules germinales portent les gènes codant pour des immunoglobulines humaines dirigées contre la molécule d'intérêt souhaitée (Baty *et al.,* 2001).

I/1 Structure et fonctions des immunoglobulines

Les molécules d'immunoglobuline sont formées de deux types de chaînes : les chaînes légères et les chaînes lourdes, composées chacune de domaines variables et constants **(figure n°3)**. L'association des domaines variables des chaînes lourdes et légères constitue le site de liaison à l'antigène. Le type de chaîne lourde définit la classe et la sous-classe de l'immunoglobuline. Chaque domaine variable possède trois zones hypervariables ou "CDR" qui forment le paratope, dont la structure est complémentaire à celle de l'épitope de l'antigène qui peut se lier à l'anticorps. L'action de la papaïne sur la molécule d'immunoglobuline libère deux fragments Fab (L + VH-CH1) monovalents et un fragment Fc (dimère des domaines CH2 + CH3). Le terme Fab désigne le fragment liant l'antigène et le terme Fc, le fragment cristallisable. Les fragments Fab et Fv (VL + VH) portent les paratopes alors que le fragment Fc assure l'essentiel des propriétés effectrices de la molécule, différentes selon les classes et sous-classes d'immunoglobulines, il est nécessaire pour les interactions avec les cellules effectrices possédant un récepteur pour le Fc des Ig, ou pour l'activation de la cascade du complément (Breedveld, 2000).

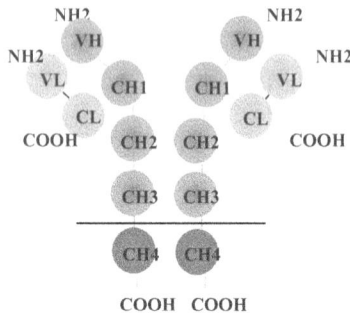

Figure n°3 : Structure d'une immunoglobuline (IgM et IgE)

(d'après Bene, cours PCEM2)

I/2. Mode d'obtention de la molécule d'infliximab

La production de l'infliximab se fait en plusieurs étapes. Dans un premier temps, une cellule hybride ou "hybridome" est créée pour produire un anticorps monoclonal murin anti-TNF-α. Puis, le génie génétique permet la fabrication d'un anticorps monoclonal chimérique qui sera moins immunogène (Laboratoire Schering-Plough, 2000).

I/2.1. Production de l'anticorps monoclonal murin anti-TNF –α

La première étape consiste à immuniser une souris avec l'antigène, c'est-à-dire le TNF-α humain purifié, en association avec un adjuvant, tel que l'adjuvant de Freund complet ou incomplet ou le Gerbu, qui augmente de manière non spécifique la réponse immunitaire, en générant une réaction inflammatoire qui favorise le recrutement et la prolifération des cellules spécifiques. Un rappel d'immunisation est réalisé après deux à trois semaines. Ensuite, l'animal est anesthésié, et une exsanguination par ponction cardiaque est réalisée. Une fois l'animal décédé, la rate de l'animal, riche en lymphocytes B, est prélevée et les lymphocytes en sont isolés. La fusion de ces lymphocytes avec des cellules immortelles de myélome de souris, non sécrétant d'anticorps, est ensuite réalisée dans du polyéthylène glycol: les cellules issues de cette fusion, sont appelées « hybridomes ». Ces cellules sont ensuite placées dans des plaques contenant un milieu sélectif « HAT », composé d'hypoxanthine, d'aminoptérine et de thymidine. Certains « hybridomes » sont instables et régressent, c'est pourquoi une surveillance méticuleuse au microscope est nécessaire. Une fois sélectionnées, les cellules sont mises en culture pour continuer leur croissance dans du RPMI-1640 contenant des antibiotiques et du sérum bovin foetal. Trente jours après la fusion, les « hybridomes » peuvent être mis en culture dans du milieu "HT" car l'aminoptérine n'est plus nécessaire (**figure n°4**).

L'étape suivante est l'identification et la sélection des « hybridomes », producteurs d'anticorps monoclonaux murins spécifiques du TNF-α. Une première sélection rapide peut être réalisée par la technique ELISA : après incubation des surnageants des cultures d « hybridomes » dans des plaques sensibilisées avec le virus d'Epstein Barr associé à l'antigène testé, les surnageants sont incubés avec une solution d'anticorps anti-immunoglobulines de souris conjugués à une enzyme. La révélation est réalisée en ajoutant le substrat de cet enzyme. Le développement d'une couleur indique un « hybridome » positif. Une sélection par immunohistochimie peut également être réalisée. Cette étape est nécessaire pour éliminer les « hybridomes » non spécifiques.

Après détermination de l'isotype, ces « hybridomes » sont ensuite clonés pour sélectionner les anticorps murins et ensuite reclonés afin d'affiner la sélection. Ces cellules sont alors congelées à -180°C dans l'azote liquide, pour une utilisation ultérieure (Nelson *et al.*, 2000).

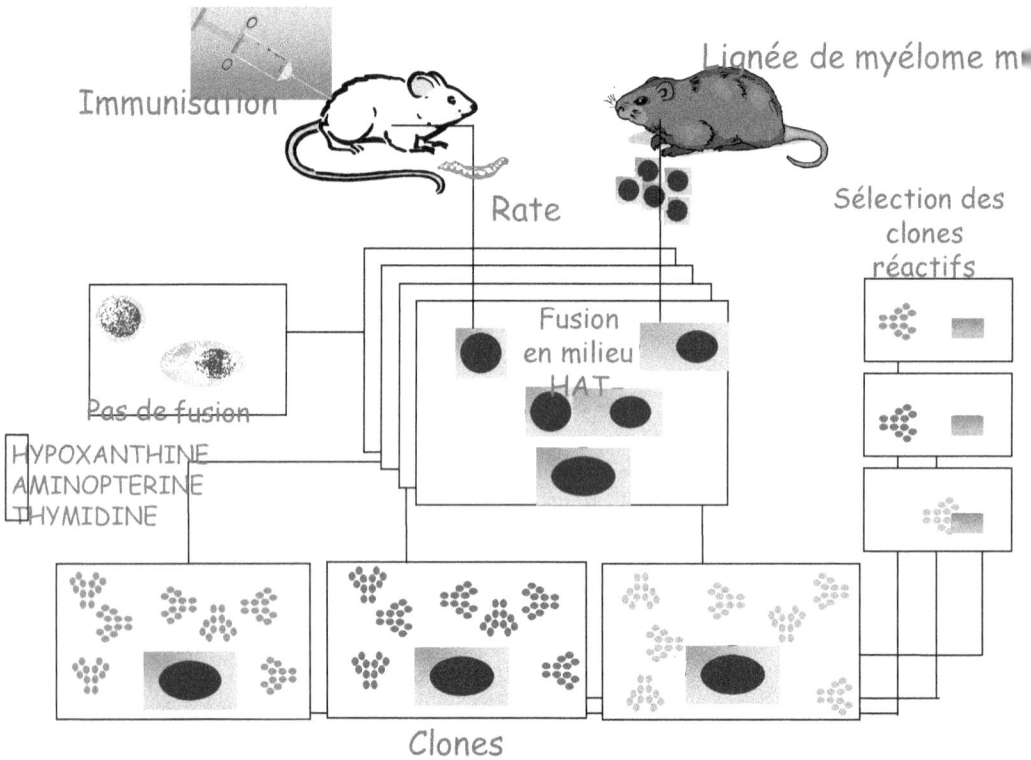

Figure n°4 : Production d'un anticorps monoclonal murin

(d'après Bene, cours PCEM2)

66

I/2.2. Production de l'anticorps monoclonal chimérique homme-souris

Les anticorps chimériques ont été développés pour obtenir des anticorps moins immunogènes que les anticorps murins, plus performants au niveau de leurs fonctions effectrices et plus spécifiques de l'antigène cible (**figure n°5**).

La production de ces anticorps par génie génétique fait appel à 3 étapes :

- ✓ isoler les gènes codant pour la chaîne légère et pour la chaîne lourde, formant la région constante de l'anticorps humain,
- ✓ isoler les gènes codant pour les régions variables de l'anticorps murin dirigé contre le TNF-α,
- ✓ joindre les gènes des régions humaines constantes et des régions variables murines afin d'obtenir l'ADN recombinant (ADNr).

L'ADNr produit est transféré dans une cellule myélomateuse immortelle, par transfection, on obtient alors des « transfectomes », produisant des anticorps monoclonaux chimériques en grande quantité.

Ces « transfectomes » sont placés dans un milieu de culture adapté (nutriments, pH, température, concentration d'oxygène dissous) afin de permettre une production optimale. Les anticorps produits sont sécrétés dans le surnageant.

Le choix du « bioréacteur », utilisé pour la production industrielle, doit prendre en compte la composition et le coût du milieu choisi ainsi que le niveau de production demandé.

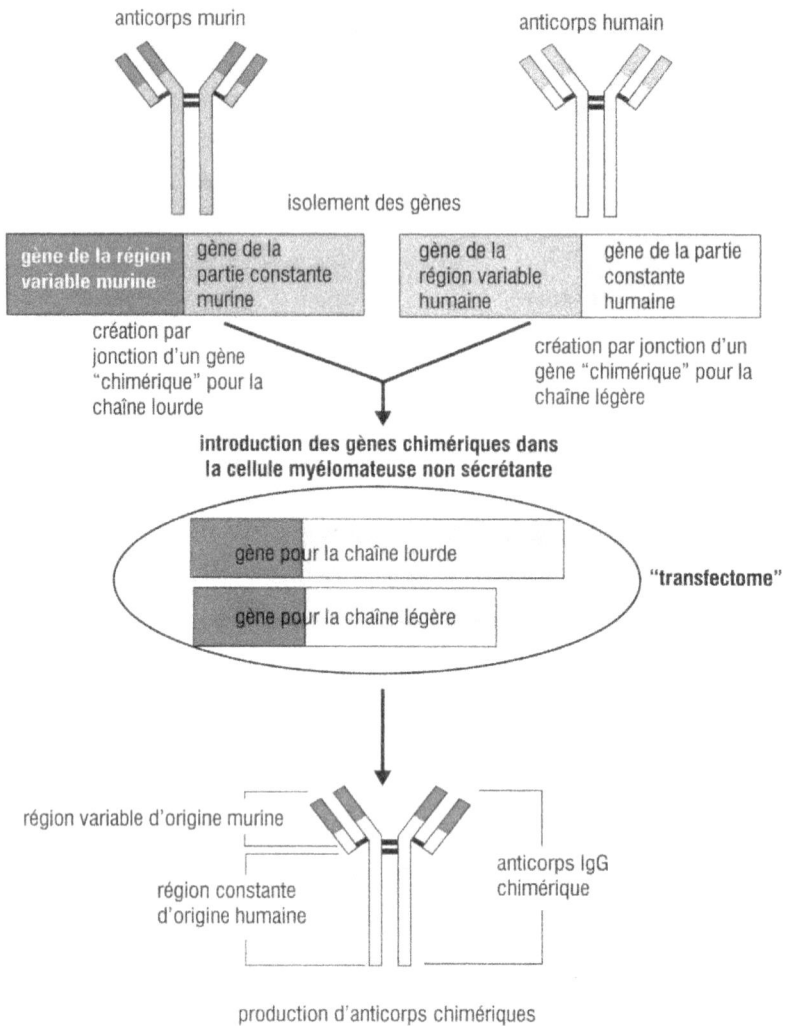

PRODUCTION DE L'ANTICORPS MONOCLONAL HYBRIDE HOMME / SOURIS (II)

anticorps murin

anticorps humain

isolement des gènes

gène de la région variable murine	gène de la partie constante murine

gène de la région variable humaine	gène de la partie constante humaine

création par jonction d'un gène "chimérique" pour la chaîne lourde

création par jonction d'un gène "chimérique" pour la chaîne légère

introduction des gènes chimériques dans la cellule myélomateuse non sécrétante

gène pour la chaîne lourde

gène pour la chaîne légère

"transfectome"

région variable d'origine murine

région constante d'origine humaine

anticorps IgG chimérique

production d'anticorps chimériques

Figure n°5 : Production d'un anticorps chimérique homme-souris

(d'après Laboratoire Schering Plough, 2000)

I/2.3. Purification de l'anticorps monoclonal chimérique homme-souris

La dernière étape est la purification des anticorps du surnageant, ceci nécessite un grand nombre d'opérations. En effet, les anticorps monoclonaux ainsi produits, doivent être hautement purifiés pour être utilisés dans des applications diagnostiques ou thérapeutiques.

Les procédés utilisés pour recueillir puis pour purifier les anticorps représentent une large part du coût de production de la molécule. Les anticorps monoclonaux produits par culture cellulaire ont en général besoin d'être clarifiés puis concentrés, par des étapes simples de centrifugation ou d'ultrafiltration. Des méthodes plus sophistiquées comme la chromatographie par séparation de phase (par échange d'ions ou par affinité) sont employées pour éliminer les éléments contaminants et obtenir le produit final. La chromatographie par affinité avec la protéine A est souvent utilisée pour purifier les anticorps monoclonaux (**figure n°6**).

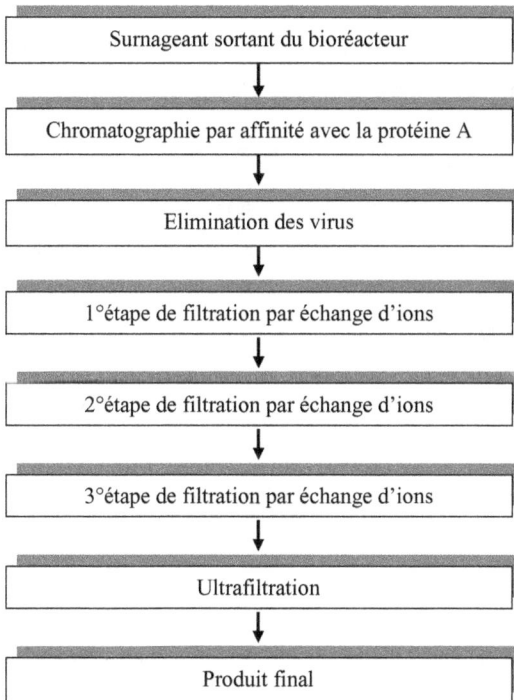

```
┌──────────────────────────────────────────────┐
│      Surnageant sortant du bioréacteur         │
└──────────────────────────────────────────────┘
                       ↓
┌──────────────────────────────────────────────┐
│ Chromatographie par affinité avec la protéine A│
└──────────────────────────────────────────────┘
                       ↓
┌──────────────────────────────────────────────┐
│              Elimination des virus             │
└──────────────────────────────────────────────┘
                       ↓
┌──────────────────────────────────────────────┐
│   1°étape de filtration par échange d'ions     │
└──────────────────────────────────────────────┘
                       ↓
┌──────────────────────────────────────────────┐
│   2°étape de filtration par échange d'ions     │
└──────────────────────────────────────────────┘
                       ↓
┌──────────────────────────────────────────────┐
│   3°étape de filtration par échange d'ions     │
└──────────────────────────────────────────────┘
                       ↓
┌──────────────────────────────────────────────┐
│                Ultrafiltration                 │
└──────────────────────────────────────────────┘
                       ↓
┌──────────────────────────────────────────────┐
│                 Produit final                  │
└──────────────────────────────────────────────┘
```

Figure n°6 : Différentes étapes de la purification du REMICADE®

(d'après Laboratoire Schering Plough, 2000)

II/ LE TNF-α

Le rôle central du TNF-α au cours de la PR a été décrit en 1990. Il est possible de moduler ses fonctions ou sa production de manière non spécifique : les corticoïdes inhibent la transcription de son gène ainsi que celle de nombreuses autres cytokines, la pentoxifylline (Torental®) inhibe également sa transcription par action sur la protéine kinase C (Maksymowych *et al*., 1995), le thalidomide (Thalidomide®) inhibe sa production par les monocytes *in vitro* et diminue ses taux plasmatiques *in vivo* chez des patients présentant un érythème noueux et une tuberculose, en augmentant la dégradation de l'ARNm (Moreira *et al*., 1993 ; Huang *et al*., 2002). Ces deux dernières molécules font la preuve d'une action partielle et non spécifique anti-TNF-α dans la PR, avec une efficacité clinique et biologique variable et de nombreux effets secondaires (Huizinga *et al.,* 1996).

Des stratégies beaucoup plus spécifiques sont disponibles de nos jours. En effet, des modèles expérimentaux chez l'animal ont permis de confirmer le rôle du TNF-α et son impact thérapeutique potentiel.

L'injection directe intra-articulaire de TNF-α à des rats souffrant d'arthrite induite au collagène II aggrave l'atteinte clinique. Des souris transgéniques pour le TNF-α humain surexpriment le TNF-α et développent une polyarthrite inflammatoire chronique. Des anticorps monoclonaux anti-TNF-α sont capables de prévenir la polyarthrite des animaux transgéniques pour le TNF-α humain, améliorent l'arthrite au collagène, après le développement de celle-ci et ralentissent la destruction articulaire. De même, une amélioration des arthrites induites au collagène est observée sous l'effet d'un traitement par récepteur soluble du TNF-α. L'ensemble de ces résultats soutient l'intérêt thérapeutique de traitements ciblés anti-TNF-α et a permis le passage aux essais chez l'homme (Wendling and Toussirot, 1999).

L'équipe du Kennedy Institute of Rheumatology, à Londres, a mis au point dès 1993 un anticorps monoclonal anti-TNF-α utilisable chez l'homme appelé **cA2** ou **infliximab** ou **REMICADE®**. Il s'agit d'un anticorps chimérique combinant la fraction constante de l'IgG1k humaine avec les régions variables du Fab de l'anticorps murin anti-TNF-α humain.

D'autres anticorps anti-TNF-α ont été proposés : un anticorps humanisé associant une IgG4k et les zones hypervariables du Fab de l'anticorps murin anti-TNF-α humain, le **CDP571** (5 % murin et 95 % humain) (Rankin *et al.*, 1995) ; un anticorps totalement humanisé, le **D2E7** ou **adalimumab,** entièrement produit par génie génétique (Laboratoire Abott) (Lorenz, 2002 ; Mugnier and Bouvenot, 2000).

Les récepteurs solubles du TNF-α ont été également utilisés en thérapeutique : une protéine de fusion associant deux molécules du récepteur soluble et le fragment Fc d'une IgG1 humaine. Le fait de coupler le récepteur à une immunoglobuline permet d'obtenir une durée de vie plus longue (3 à 4 jours). Le récepteur **p75** (**etanercept** ou **Enbrel®**) est commercialisé aujourd'hui dans l'indication "polyarthrite rhumatoïde" (Laboratoire Wyeth-Ayerst), par contre les essais avec le récepteur **p55** ou **Ro 45-2081** ou **lenercept** (Laboratoire Roche) n'ayant pas été concluants, la molécule n'a pas été commercialisée (Sany, 1999).

Nous allons maintenant nous intéresser plus particulièrement à l'infliximab ou REMICADE®.

III/ ANTICORPS MONOCLONAL CHIMERIQUE : INFLIXIMAB ou REMICADE® (Laboratire Schering Plough)

III/1. Description de la molécule

L'infliximab (cA2) est un anticorps chimérique construit par fusion des régions antigéniques variables d'un anticorps monoclonal murin dirigé spécifiquement contre le TNF-α humain, appelé A2, avec les régions conservées d'une immunoglobuline IgG1k humaine : il est donc formé d'une partie humaine à 75 % et d'une partie murine à 25 %.

L'anticorps monoclonal murin a été sélectionné pour sa haute affinité et sa spécificité vis à vis du TNF-α humain.

III/2. Propriétés pharmacodynamiques

L'infliximab se lie spécifiquement et avec une grande affinité aux formes solubles du TNF–α, bloquant son interaction avec ses récepteurs, et neutralisant ainsi son activité biologique. Il peut également se lier au TNF-α transmembranaire *in vitro*, entraînant la lyse des cellules TNF-α+ par cytotoxicité dépendante des anticorps et cytotoxicité dépendante du complément, ceci suggérant que l'infliximab pourrait lyser *in vivo* les cellules exprimant le TNF-α (Scallon *et al.*, 1995).

Le REMICADE® neutralise l'effet cytotoxique du TNF-α naturel et recombinant de façon dose-dépendante, il diminue la production *in vivo* d'autres cytokines, comme l'IL-1 et l'IL-6, l'expression des molécules d'adhésion (sélectine E, ICAM-1, VCAM-1) (Paleolog *et al.*, 1996 ; Tak *et al.*, 1996) et de chemo-attraction (IL-8, MCP-1) (Taylor *et al.*, 2000), pouvant interférer avec l'afflux des leucocytes dans les articulations. Une réduction du taux de VEGF sérique a également été observée après traitement par l'infliximab, avec diminution de l'angiogénèse (Feldman *et al.*, 1998). Les études histologiques synoviales montrent, après traitement par l'infliximab, une diminution importante de l'infiltration de la synoviale par les cellules inflammatoires et une diminution des marqueurs d'activation cellulaire. L'infliximab peut donc réduire l'inflammation et les destructions articulaires au cours de la PR (Kahan, 2000).

Il a été montré une réduction du taux d'IL-6 à un taux basal dès le premier jour de traitement par infliximab. Les taux des récepteurs solubles du TNF-α, p55 et p75 ainsi que celui de l'IL-1RA, sont également diminués, alors qu'une augmentation significative du TNF-α circulant est mise en évidence, avec un pic à 3 ou 7 jours selon la dose de REMICADE®, suivie d'un retour à des taux de base. Les taux des protéines de la phase aiguë de l'inflammation, telles que la PCR, la protéine sérique amyloïde A, l'haptoglobine et le fibrinogène sont également réduits (Charles *et al.*, 1999).

III/3. Résumé caractéristique du produit (Laboratoire Schering-Plough, 1999)

III/3.1. Propriétés pharmacocinétiques

Le REMICADE® est essentiellement distribué au sein du compartiment vasculaire. Il a une demi-vie d'élimination de 10 jours. La constante d'affinité entre l'infliximab et le TNF-α est évaluée à 10^{10} M^{-1}. Aucune variation des paramètres pharmacocinétiques en fonction de l'âge (inférieur ou supérieur à 40 ans) ou du poids des malades n'a été démontrée. Chez les patients âgés ou présentant une pathologie rénale ou hépatique, ces paramètres n'ont pas été étudiés.

La spécificité d'action du REMICADE® pour le TNF-α a été confirmée par l'absence de neutralisation des effets cytotoxiques de la lymphotoxine α ou TNF-β qui se fixe sur les mêmes récepteurs et qui a une analogie de structure de 30 % avec le TNF-α.

III/3.2. Indication

De prescription exclusivement hospitalière, l'infliximab est indiqué dans la **polyarthrite rhumatoïde,** pour la réduction des signes cliniques et des symptômes, pour l'amélioration des capacités fonctionnelles et pour le ralentissement de la destruction articulaire mesurée par radiographie, chez les patients ayant une forme active de PR, lorsque la réponse aux traitements de fond, dont le méthotrexate, a été inappropriée ou innefficace.

L'infliximab est également indiqué :

✓ **dans le traitement de la maladie de Crohn active, sévère**, chez les patients qui n'ont pas répondu malgré un traitement approprié et bien conduit par un corticoïde et un immunosuppresseur, ou chez lesquels ce traitement est contre-indiqué ou mal toléré

✓ **dans le traitement de la maladie de Crohn fistulisée**, chez les patients qui n'ont pas répondu malgré un traitement conventionnel approprié et bien conduit, comprenant antibiotiques, drainage et thérapie immunosuppressive.

III/3.3. Posologie et mode d'administration

Le REMICADE® est administré par voie IV chez l'adulte et n'a pas été étudié chez l'enfant de moins de 17 ans.

La posologie est différente selon l'indication :

✓ dans **la PR** : 3 mg/kg en perfusion IV d'une durée de 2 heures suivie par des perfusions supplémentaires de 3 mg/kg aux semaines 2 et 6 après la 1ère perfusion, puis ensuite toutes les 8 semaines. Le REMICADE® doit être administré en association avec le méthotrexate.

✓ dans **la maladie de Crohn active, sévère** : 5 mg/kg en perfusion IV d'une durée de 2 heures

✓ dans **la maladie de Crohn fistulisée** : une perfusion initiale de 5 mg/kg d'une durée de 2 heures doit être suivie de perfusions supplémentaires de 5 mg/kg aux semaines 2 et 6 après la 1ère perfusion.

Si les signes et les symptômes réapparaissent, le REMICADE® peut être réadministré dans les 14 semaines suivant la dernière perfusion. La réadministration du REMICADE® après un intervalle de 2 à 4 ans après une précédente perfusion a été associée à une réaction d'hypersensibilité retardée chez un nombre significatif de patients (25 %). Après un intervalle libre de 15 semaines à 2 ans, le risque d'hypersensibilité retardée après réadministration est inconnu. Par conséquent, après un intervalle de 15 semaines, la réadministration ne peut être recommandée.

III/3.4. Interactions médicamenteuses

Chez les patients ayant une PR, il a été montré que l'utilisation concomitante de méthotrexate réduisait la formation d'anticorps anti-infliximab et donc augmentait les concentrations plasmatiques de l'infliximab à des doses infrathérapeutiques de 1 mg/kg.

Les corticoïdes ne semblent pas modifier la pharmacocinétique de l'infliximab.

Aucune donnée n'est disponible sur d'éventuelles interactions entre l'infliximab et les autres médicaments.

III/3.5. Contre-indications

Le REMICADE® est contre-indiqué chez les patients atteints de tuberculose active ou d'autres infections sévères telles que sepsis, abcès, et infections opportunistes.

Le REMICADE® est contre-indiqué chez les patients atteints d'insuffisance cardiaque modérée ou sévère.

Le REMICADE® ne doit pas être administré chez les patients ayant des antécédents d'hypersensibilité à l'infliximab, aux autres protéines murines ou à l'un des excipients.

III/3.6. Effets indésirables

Des **réactions aiguës** liées à la perfusion, telles que fièvre, frissons, prurit ou urticaire, peuvent survenir dès les premières secondes de la perfusion et durant les quelques heures qui suivent. Ces réactions sont plus fréquentes au cours de la première perfusion que lors des perfusions ultérieures. C'est pour cette raison que l'administration du REMICADE® doit être réalisée sous surveillance et qu'un équipement d'urgence doit être disponible. Les patients peuvent recevoir en prophylaxie, un antihistaminique, de l'hydrocortisone et/ou du paracétamol.

Un effet **d'hypersensibilité retardée** a été observé chez un nombre significatif de patients (25 %) qui ont été retraités par infliximab après une période de 2 à 4 ans sans traitement. Cette hypersensibilité se manifeste par des myalgies (90 %), des rash cutanés (70 %), de la fièvre (60 %), des arthralgies (50 %).

Les patients doivent faire l'objet d'une surveillance attentive au regard des **infections** telles que la tuberculose, avant, pendant et après traitement par REMICADE®. La période d'élimination de l'infliximab pouvant durer jusqu'à six mois, la surveillance doit être maintenue pendant toute cette période. Le REMICADE® ne doit pas être réadministré si le patient présente une infection sévère ou un sepsis. Des infections opportunistes ont été rapportées chez les patients traités par infliximab, suggérant que les défenses de l'hôte contre les infections sont altérées par le traitement. Tous les inhibiteurs du TNF-α sont contre-indiqués chez les patients avec ou à risque d'infections sévères, des précautions sont à prendre avec des malades diabétiques ou qui sont prédisposés à un sepsis (Day, 2002).

Sur les 45 000 patients américains atteints de PR et traités par l'infliximab, 47 ont développé une tuberculose après 3 injections, ce qui confirme la nécessité de rechercher une tuberculose ou une infection latente avant de prescrire ce médicament (Keane *et al.*, 2001).

Certains **désordres neurologiques** ont été associés à l'administration de l'infliximab : une étude portant chez deux patientes atteintes de sclérose en plaque traitées par du REMICADE® a montré une bonne tolérance clinique du traitement mais une augmentation du nombre de lésions cérébrales en IRM. Contrairement au modèle animal, les anti-TNF-α sembleraient exercer un effet plutôt néfaste sur le système nerveux central. Il se peut que les anti-TNF-α démasquent une infection latente et aggravent ou initient un processus de démyélinisation auto-immun. Ils pourraient altérer et augmenter l'auto-immunité périphérique. Il paraît donc préférable de ne pas utiliser les anti-TNF-α chez des patients souffrant d'affections démyélinisantes (van Oosten *et al.*, 1996). D'autre part, un cas de méningite aseptique (Marotte *et al.*, 2001), et des cas de névrites optiques ont été également rapportés, induits par l'infliximab (Day, 2002).

Des **thromboses veineuses périphériques** ont été signalées avec l'infliximab et un cas de thrombophlébite cérébrale a été décrit. Le mécanisme physiopathologique de cette complication est mal connu, une des explications possibles serait le potentiel pro-coagulant des anticorps anti-TNF-α (Grange *et al.*, 2002).

Le problème de **l'immunogénicité** se pose avec les anticorps chimériques. En effet, l'administration répétée d'infliximab provoque la production d'anticorps anti-infliximab (anticorps humains anti-chimériques ou HACA) dans au moins 50 % des cas, entraînant une diminution de la durée d'action et de possibles réactions allergiques graves. Ces anticorps ne peuvent pas toujours être détectés dans le sérum des malades. L'association d'agents immunosuppresseurs (tels que MTX, azathioprine) comparée à l'utilisation concomitante de corticoïdes réduit la fréquence de la production d'HACA et les réactions liées à la perfusion (Sany, 1999).

Les anticorps anti-TNF-α en se liant à des cellules fixant le TNF-α, peuvent induire leur apoptose et le relargage d'antigènes nucléaires dans la circulation. La présence de ce matériel immunogène peut conduire à des réactions auto-immunes, notamment l'apparition d'**ACAN**, et en moindre quantité d'anticorps anti-ADN natif, d'anticorps anti-histones.

La relative déficience en TNF-α causée par la thérapie anti-TNF-α peut provoquer le début d'une maladie auto-immune : si des symptômes évocateurs d'un lupus se développent chez un patient à la suite d'un traitement par REMICADE® et si ce patient présente des anticorps anti-ADN double-brin, un nouveau traitement par REMICADE® ne doit pas être administré.

Théoriquement, le fait d'inhiber le TNF-α fait courir le risque d'une augmentation des **affections malignes** par diminution des défenses de l'hôte, et plus particulièrement l'apparition de syndromes lymphoprolifératifs. Quatre syndromes lymphoprolifératifs ont été rapportés sur 400 patients traités par infliximab : une maladie de Hodgkin et 3 lymphomes non hodgkiniens. Deux de ces patients avaient reçu antérieurement de l'azathioprine et un autre avait une infection méconnue par le VIH (Sany, 1999). Dans l'étude " ATTRACT " ou "Anti-TNF Trial in Rheumatoid Arthritis with Concomitant Therapy", portant sur 428 malades, aucune augmentation significative du risque de néoplasie n'a été observée. Néanmoins, les traitements ont porté sur des périodes relativement courtes et il n'est pas possible de conclure pour l'instant et de façon définitive sur l'induction possible à long terme d'affections néoplasiques par ce type de traitement (Lipsky *et al.*, 2000).

III/3.7. Grossesse et allaitement

Les données concernant l'administration d'infliximab pendant la grossesse ne sont pas connues. Aucune preuve d'embryotoxicité ou de tératogénicité n'a été rapportée lors des études de toxicité conduites chez la souris utilisant un anticorps analogue qui inhibe de façon sélective l'activité fonctionnelle du TNF-α de la souris. Néanmoins, l'administration de REMICADE® n'est pas recommandée pendant la grossesse.

Les femmes en âge de procréer doivent utiliser une contraception appropriée et la poursuivre pendant au moins 6 mois après le dernier traitement par REMICADE®.

Aucune donnée sur l'excrétion de l'infliximab dans le lait maternel ou sur son absorption par voie générale après ingestion n'est connue, c'est pourquoi les femmes ne doivent pas allaiter pendant au moins 6 mois après le dernier traitement par REMICADE®.

III/3.8. REMICADE® en pratique

REMICADE® se présente sous forme d'une poudre stérile, blanche et lyophilisée pour perfusion intraveineuse. Chaque ampoule contient 100 mg d'infliximab. Il n'y a pas d'agent conservateur. Les flacons doivent être conservés à une température entre +02°C et +08°C et ne doivent pas être congelés. La formulation ne contenant pas de conservateur bactéricide, la solution reconstituée doit être utilisée dès que possible ou au plus tard dans les 3 heures qui suivent la préparation.

La reconstitution du lyophilisat se fait avec 10 mL d'eau pour préparation injectable pour obtenir une solution à 10 mg/mL. Le mélange de la solution ne doit pas être trop vigoureux pour éviter l'apparition de mousse. La solution doit reposer 5 minutes après reconstitution. La totalité de la dose à injecter doit être diluée dans 250 mL de chlorure de sodium 0,9 %. Le contenant final peut être de diverses natures (verre, polychlorure de vinyle, polyéthylène, polyoléfine) sans incompatibilité physico-chimique. La solution reconstituée doit être ajoutée doucement dans le contenant de perfusion.

Un set d'administration, fourni par le laboratoire, doit être adapté. Il est muni d'un filtre en ligne stérile, apyrogène, à faible liaison aux protéines, de diamètre ≤ 1,2 μm. La perfusion doit être réalisée sur une durée de 2 heures.

Etant donné l'absence d'étude portant sur la biocompatibilité physico-chimique, REMICADE® ne doit pas être administré en même temps ni dans la même tubulure que d'autres médicaments. La solution doit être mirée avant administration afin d'y déceler des particules jaunâtres qui en contre-indiqueraient l'utilisation.

III/4. Etudes cliniques

Avant d'obtenir l'AMM, un médicament doit faire l'objet de plusieurs phases d'études afin de déterminer toutes les caractéristiques de ce produit.

La phase II, lors du développement d'un médicament, permet de déterminer la dose efficace et le schéma d'administration optimal. Pour l'infliximab, une étude randomisée en double aveugle incluant 73 patients souffrant de PR active réfractaire à de précédents traitements a constitué cette phase II. Les patients étaient répartis en trois groupes recevant chacun une seule perfusion : soit de placebo, soit d'infliximab à la dose de 1 mg/kg, soit d'infliximab à la dose de 10 mg/kg. Les patients recevaient également soit des AINS soit des corticoïdes.

Les résultats obtenus ont confirmé l'efficacité d'une seule perfusion de REMICADE® dans la PR active réfractaire et l'existence d'un effet dose sur les paramètres cliniques. Les taux sanguins d'IL-6, d'IL-1 et d'ICAM-1 étaient significativement diminués, alors que les taux d'IL-10 étaient augmentés, après traitement par REMICADE®. Les effets secondaires étaient mineurs (Elliott *et al.*, 1994).

Une autre étude en double aveugle versus placebo menée sur une durée de 26 semaines et portant sur 101 patients a permis d'évaluer l'efficacité de perfusions répétées d'infliximab aux doses de 1, 3 et 10 mg/kg (semaine 0, 2, 6 et 14) avec ou sans MTX à la dose de 7,5 mg/semaine. Une réduction marquée des scores d'articulations douloureuses et tuméfiées ainsi qu'une diminution très importante du taux sérique de CRP ont été observées. Des HACA ont été détectés dans 53, 21 et 7 % des patients qui étaient traités avec 1, 3 et 10 mg/kg d'infliximab respectivement. L'association de MTX diminuait l'apparition de ces anticorps à 15, 7 et 0 % respectivement. Un patient a développé un syndrome lupique avec apparition d'anticorps anti-ADN double brin d'isotype IgG. Cette étude a mis en évidence un effet synergique du REMICADE® et du MTX, justifiant leur association systématique dans le traitement de la PR active réfractaire (Maini *et al.,* 1998 ; Lorenz, 2000).

L'équipe de Kavanaugh *et al.* (2000) a évalué l'efficacité d'une simple dose et de multiples doses d'infliximab sur 28 patients en association avec du MTX à la dose de 10 mg/semaine. Sur les 40 semaines de l'étude, l'infliximab a bien été toléré et l'utilisation de doses multiples a entraîné un effet bénéfique persistant au delà de 40 semaines.

L'étude de phase III "ATTRACT" a permis d'évaluer la tolérance et l'efficacité du REMICADE® en association avec le MTX dans une large étude multicentrique, randomisée en double aveugle versus placebo (Maini *et al*., 1999 ; Lipsky *et al*., 2000). Quatre cent vingt huit patients atteints de PR évolutive malgré un traitement par MTX, ont été inclus. Les malades ont été divisés en cinq groupes : quatre groupes (total 340 patients) ont reçu l'association MTX (pendant au moins 3 mois et à une posologie stable, supérieure ou égale à 12,5 mg/semaine pendant au moins 4 semaines avant l'inclusion, et pendant toute la durée de l'essai) et infliximab à une dose de 3 ou 10 mg/kg ; après les 3 premières injections à 0, 2 et 6 semaines, 2 groupes ont reçu une des deux doses toutes les 4 semaines et 2 autres groupes toutes les 8 semaines ; un cinquième groupe a reçu du MTX associé à un placebo.

Une amélioration clinique significative versus MTX monothérapie a été obtenue avec le REMICADE® dès la seconde semaine de traitement et s'est maintenue pendant les 54 semaines de traitement (p<0,001). De plus, à 102 semaines, le taux de répondeurs reste similaire à celui obtenu à 54 semaines. Chez 16 % des patients, des anticorps anti-ADN double brin sont apparus. Un patient a développé un syndrome lupique, sans apparition d'anticorps anti-ADN double brin, après 2 doses de REMICADE à 10 mg/kg. Aucune augmentation significative du risque de néoplasie n'a été observée.

L'efficacité au long cours du REMICADE® a été démontrée sur les paramètres cliniques comme le nombre d'articulations gonflées et la douleur articulaire, et sur les paramètres biologiques, la concentration de CRP s'étant normalisée dès la deuxième semaine (Maini *et al*., 1999 ; Lipsky *et al*., 2000). L'amélioration clinique sous REMICADE® est dose dépendante, et certains patients pourraient bénéficier de doses supérieures à 3 mg/kg ou d'injections plus fréquentes que toutes les 8 semaines (Saint Clair *et al.*, 2002).

III/5. Autres utilisations du REMICADE®

Le **psoriasis** est une maladie auto-immune dans laquelle les cytokines ont une place importante. Bien que le rôle du TNF-α reste encore inconnu, il semble participer à l'induction et à la persistance de la maladie et c'est pour cette raison que l'infliximab a été testé dans cette pathologie. Deux patients avec un psoriasis récalcitrant, réfractaire aux traitements systémiques et locaux ont reçu une dose unique d'infliximab : une rapide et complète guérison des plaques psoriatiques ainsi qu'une amélioration des symptômes arthritiques ont été observées chez ces 2 patients (O'Quinn and Miller, 2002).

Dans le domaine de la Rhumatologie, l'efficacité de l'infliximab a été testée dans les **spondylarthropathies**. Tout d'abord, dans une étude pilote en ouvert sur 21 patients qui ont reçu 3 doses d'infliximab à 5 mg/kg aux semaines 0, 2 et 6. Les résultats ont montré une amélioration significative des manifestations articulaires axiales et périphériques sans effets indésirables majeurs (Van den Bosch et al., 2000).

Cette étude a été poursuivie par une étude randomisée en double aveugle : 44 patients ont reçu 3 doses d'infliximab à 5 mg/kg ou de placebo aux semaines 0, 2 et 6. Le REMICADE® a été bien toléré et une amélioration significative des paramètres cliniques et biologiques a été confirmée. Cependant, l'apparition d'une tuberculose dans cette série de patients confirme la nécessité de critères d'inclusion stricts et d'une surveillance à long terme (Van den Bosch et al,. 2002).

L'arthrite rhumatoïde juvénile est la plus commune des maladies inflammatoires auto-immunes systémiques chroniques de l'enfant. Comme les traitements classiques tels que le MTX, ou la sulfasalazine ne sont pas toujours efficaces, des essais ont été réalisés avec l'infliximab. Les effets cliniques observés ont été transitoires, nécessitant des doses répétées. L'inconvénient pour l'usage pédiatrique étant la forme injectable, il serait nécessaire de développer une forme orale destinée à cette utilisation (Chikanza, 2002).

Le TNF-α semble impliqué également dans l'apoptose des cellules de la moelle osseuse dans les **syndromes myélodysplasiques**. Deux patients atteints de cette pathologie ont été traités par l'infliximab : une importante diminution du pourcentage de cellules souches apoptotiques dans la moelle osseuse a été montrée (Stasi and Amadori, 2002).

Les anti-TNF-α pourraient être utilisés dans la **prévention et le traitement de la maladie du greffon contre l'hôte,** dans les greffes de moelle osseuse car ils agissent sur les cellules effectrices responsables de cette maladie (Jacobsohn and Vogelsang, 2002).

En **hépatogastro-entérologie**, en dehors de la maladie de Crohn, qui est une indication de l'AMM, le REMICADE® a également été testé avec succès pour traiter une patiente présentant une maladie coeliaque réfractaire aux corticoïdes (Gillett et al., 2002) et pour traiter des colites ulcératives pédiatriques modérées ou sévères (Mamula et al., 2002).

81

DEUXIEME PARTIE :

ETUDE PERSONNELLE

OBJECTIFS DE L'ETUDE

La PR est une maladie inflammatoire auto-immune caractérisée par la destruction du cartilage et la dégradation de la matrice extra-cellulaire. Le TNF-α et l'IL-1 sont des cytokines inflammatoires qui jouent un rôle majeur dans la pathogénie de la maladie. Ces deux cytokines, favorisent de manière synergique la libération de MMP, peptidases zinc-dépendantes qui participent à la dégradation et au remodelage de la matrice extra-cellulaire. Parmi les 19 MMP connues, la MMP-3 semble être impliquée plus particulièrement dans la PR. Elle est sécrétée par les cellules sous forme de pro-enzyme et ses taux sont augmentés à la fois dans le liquide synovial et dans le sérum des malades.

Le diagnostic de la PR repose essentiellement sur les manifestations cliniques de la maladie. En effet le seul test sérologique de routine est la recherche de FR dans le sérum des patients. Les anticorps anti -périnucléaires (APF) et les anticorps anti-kératine (AKA) , dont la présence est déterminée par immunofluorescence indirecte, sont également des anticorps spécifiquement présents dans le sérum de malades atteints de PR. La nature de l'antigène reconnue par ces anticorps est connue depuis peu, il s'agit de la filaggrine dont les épitopes citrullinés semblent être une cible spécifique des anticorps de la PR. La détection de ces anticorps anti-CCP apporterait une aide au diagnostic biologique de la PR et il serait intéressant de plus de connaître leur évolution sous traitement par REMICADE®.

D'autres auto-anticorps sont également développés au cours de la PR : des anticorps anti-nucléaires, des anticorps anti-ADN en moins grande quantité et enfin des anticorps anti-histones.

Les histones sont des éléments constitutifs des nucléosomes, ces organites intra-nucléaires permettent la condensation de l'ADN et son stockage dans le volume relativement restreint du noyau. L'ADN est enroulé autour du nucléosome et maintenu en place par les différents types d'histones. On distingue au moins 5 types de ces protéines riches en arginine et en lysine: H1, H2a, H2b, H3 et H4. Il a été montré qu'au cours de la PR, des anticorps anti-histones étaient retrouvés dans le sérum des malades.

83

Dans ce travail, nous nous proposons d'étudier les marqueurs de l'inflammation (VS et CRP), ainsi que les auto-anticorps synthétisés au cours de la PR, anti-nucléaires, anti-ADN avant traitement par REMICADE® et d'étudier également leur évolution sous traitement. Nous étudierons également l'évolution de la MMP-3 ainsi que des anticorps anti-CCP et des anticorps anti-histones sous traitement par REMICADE®. Nous rechercherons enfin les corrélations entre ces différents paramètres.

MATERIELS & METHODES

I/ POPULATION ETUDIEE

Les patients étudiés lors ce travail ont été recrutés dans le service de Rhumatologie du Professeur POUREL au CHU de Nancy. Trois cent trente sept prélèvements ont été réalisés sur la période du 08/2000 au 12/2001.

L'étude a porté sur 41 patients atteints de PR à différents stades. Les patients sont répartis de la façon suivante : 12 hommes et 29 femmes âgés de 26 à 74 ans avec une moyenne d'âge de 51,8 ± 11,4 ans.

Les patients ont reçu plusieurs injections de REMICADE® : la seconde est faite quinze jours après la première injection, la troisième à la $6^{\text{ème}}$ semaine et les suivantes toutes les 8 semaines. L'étude sera réalisée sur les 10 premières injections.

Les patients ont également tous reçu du MTX de 7,5 à 15 mg/semaine. En complément de ce traitement, 31 patients ont reçu des AINS ± des AIS.

A l'occasion des injections de REMICADE®, un prélèvement sanguin sur tube sec a été réalisé et le sérum congelé à -20°C pour une utilisation ultérieure.

Les dosages de VS et de CRP sont effectués à chaque injection, par le laboratoire de Biochimie et d'Hématologie du CHU de Nancy.

L'étude de la VS, de la CRP des anticorps anti-nucléaires et des anticorps anti-ADN se fera par rapport à la $1^{\text{ère}}$ injection de REMICADE®. Par contre, l'étude de la MMP-3, des anticorps anti-CCP et des anticorps anti-histones se fera par rapport à la seconde injection de REMICADE®, étant donné que le prélèvement sanguin n'a pas été effectué lors de la première injection de REMICADE®.

II/ DOSAGES ELISA

II/1. Principe

Les dosages ont été réalisés à l'aide de microplaques de 96 puits, sensibilisées avec soit des peptides synthétiques citrullinés pour la recherche des anticorps anti-CCP, soit des anticorps anti-MMP-3 pour le dosage de cette MMP, soit d'histones extraites de thymus de veau pour le dosage des anticorps dirigés contre les différentes histones. Il s'agit de tests immuno-enzymatiques de type ELISA permettant la détection *in vitro* d'anticorps ou d'antigènes présents dans le sérum ou le plasma des patients.

Le matériel non lié est éliminé par lavage et chaque anticorps ou antigène lié est détecté par addition d'un second anticorps spécifique conjugué à une enzyme. Après addition du substrat de l'enzyme et d'un chromogène, la présence d'anticorps ou d'antigène est révélée par l'apparition d'une coloration, proportionnelle à la quantité d'anticorps ou d'antigène liée et mesurée par spectrométrie (**figure n°7**).

II/2. Mode opératoire du dosage des anticorps anti-CCP

Le dosage de ces anticorps a été réalisé à l'aide du kit IMMUNOSCAN RA® du Laboratoire Euro-Diagnostica (Malmö, Suède).

Les plaques de microtitration (MaxiSorp, Nunc, Roskilde, Danemark) sensibilisées avec les peptides citrullinés cycliques sont prêtes à l'emploi. Les sérums des patients sont dilués au 1/50ème dans du tampon de dilution.

La gamme d'étalonnage est réalisée avec 5 calibrateurs correspondant à 5 sérums humains standards dilués et positifs avec des concentrations de 25, 50, 200, 800 et 1600 unités/mL (**Annexe n°1**). Une gamme est réalisée pour chaque plaque.

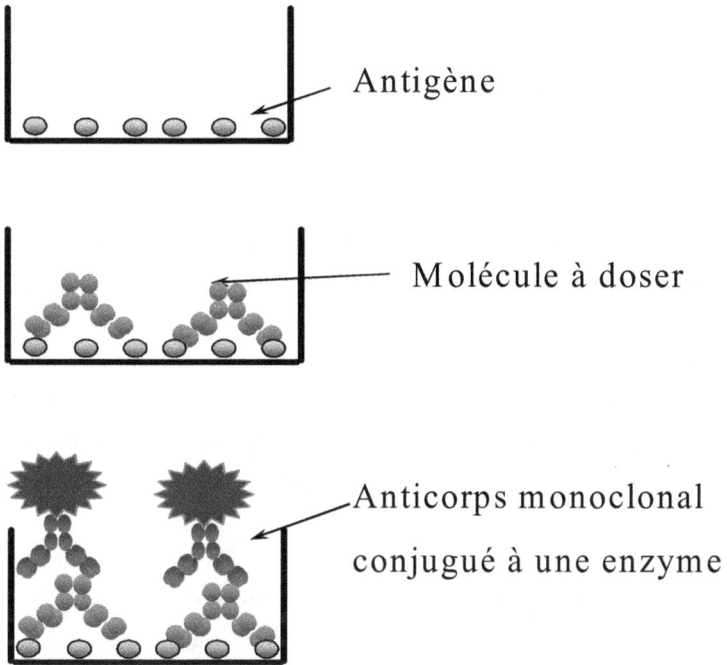

Antigène

Molécule à doser

Anticorps monoclonal
conjugué à une enzyme

Figure n°7 : Principe du dosage ELISA

Cent microlitres des solutions suivantes sont déposés en duplicate dans les puits :

  ✓ tampon de dilution comme blanc
  ✓ 5 calibrateurs, prêts à l'emploi
  ✓ témoin positif (sérum humain dilué, prêt à l'emploi)
  ✓ témoin négatif (sérum humain dilué, prêt à l'emploi).

Cent microlitres des sérums dilués des patients sont déposés dans les puits restants de la plaque. Après une incubation de 60 mn à 37°C dans une chambre humide, 3 cycles de lavages sont réalisés par un automate (AW1, BioAdvance, Emerainville, France) avec du tampon de lavage. Cent microlitres de la solution contenant des anticorps anti-IgG humaines conjugués à de la peroxydase de raifort sont ensuite déposés dans chaque puits. Après une incubation de 60 mn à 37°C dans une chambre humide, 3 cycles de lavages sont de nouveau effectués. La révélation est ensuite réalisée par dépôt de 100 µL de la solution substrat constituée d'eau oxygénée et d'un chromogène, la tétraméthylbenzidine. La réaction est stoppée après une incubation de 30 mn à température ambiante grâce à une solution d'acide sulfurique à 0,5 M.

La lecture de l'absorbance des différents puits est réalisée immédiatement grâce à un spectrophotomètre (MultiskanEX, Labsystems, Finland) à une longueur d'onde de 450 nm.

La gamme d'étalonnage s'étend de 25 à 1600 unités/mL, ces valeurs ont été choisies arbitrairement par le fabricant étant donné qu'aucun standard national ou international n'existe pour l'expression du taux des anticorps anti-CCP. La sensibilité du test a été évaluée à 70 % et sa spécificité à 97 % avec des patients non atteints de PR et à 99 % avec des individus sains.

Le seuil de positivité est fixé à 25 unités/mL.

II/3. Mode opératoire du dosage de la MMP-3 totale : pro-MMP-3 et MMP-3 active humaine

Ce dosage est réalisé grâce au kit QUANTIKINE® du Laboratoire R&D Systems (Minneapolis, USA). Il s'agit d'un test immuno-enzymatique sandwich.

Les plaques de microtitration de 96 puits, sont sensibilisées avec des anticorps polyclonaux spécifiques de MMP-3.

Les sérums des patients sont dilués au $1/10^{ème}$ avec du diluant RD5-10.

La solution mère de standard est constituée de pro-MMP-3 humaine recombinante, elle est reconstituée avec 1 mL d'eau distillée. Cette solution a une concentration de 100 ng/mL, elle doit rester 30 mn sous agitation légère avant d'être diluée afin de réaliser la gamme d'étalonnage. Une gamme est réalisée pour chaque plaque, allant de 10 à 0,156 ng/mL, en effectuant 6 dilutions successives (la première au $1/10^{ème}$ et les autres au ½) de la solution à 10 ng/mL dans du diluant RD5-10 (**Annexe n°2**).

Un point à 0 ng/mL est réalisé en utilisant du tampon RD5-10 seul.

Cent microlitres du tampon RD1-52, puis 100 µL des 8 points de gamme et des échantillons de sérums, sont déposés dans chaque puits. La plaque est recouverte par un adhésif et incubée 2 heures à température ambiante sous une légère agitation. Quatre cycles de lavages sont réalisés par un laveur de plaque automatique (AW1, BioAdvance, France) avec le tampon de lavage.

Deux cent microlitres d'une solution contenant des anticorps polyclonaux anti-MMP-3 conjugués à la peroxydase de raifort sont ensuite déposés dans les puits. La plaque est couverte et laissée 2 heures à température ambiante sous une légère agitation.

Après 4 nouveaux cycles de lavages, 200 µL de la solution de substrat sont déposés : cette solution est composée d'un mélange égal d'une solution de peroxyde d'hydrogène et d'une solution de chromogène de tétraméthylbenzidine. Après une incubation de 30 mn à température ambiante, à l'abri de la lumière, la réaction est stoppée par 50 µL d'une solution d'acide sulfurique 2N.

La lecture de la densité optique des différents puits est réalisée immédiatement grâce à un spectrophotomètre (MultiskanEX) à une longueur d'onde de 450 nm.

Pour déterminer les concentrations de MMP-3 de chaque échantillon, les valeurs de l'absorbance sont reportées sur la gamme d'étalonnage, en tenant compte du facteur de dilution du sérum.

II/4. Mode opératoire du dosage des anticorps anti-histones : anti-H1, anti-H2a, anti -H2b, anti -H3 et anti-H4

Ce dosage par la technique ELISA a été mis au point par nos soins, au Laboratoire d'Immunologie. La concentration de la solution de sensibilisation, la dilution des sérums ainsi que les conditions de révélation ont été établies grâce à la réalisation de dosages en échiquiers.

Les plaques de microtitration sont sensibilisées avec différentes solutions d'histones extraites de thymus de veau (histone H1, H2a, H2b, H3 et H4, Roche Diagnostics Corporation, Indianapolis, USA) à la concentration de 0,5 µg/puits, diluées dans un tampon carbonate-bicarbonate de sodium (0,1 M, pH 9,6). Après 48 heures d'incubation à +04°C, la plaque est lavée 3 fois dans du tampon PBS (Phosphate Buffered Saline 0,15 M, pH 7,3) grâce au laveur automatique (AW1).

Deux cent microlitres d'une solution de PBS contenant 3 % de BSA (Sérum Albumine Bovine fraction V, Laboratoire GmbH, Lins, Australie) et 0,01 % de Tween 20 (Polyoxyethylene-Sorbitan monolaurate, Sigma, Saint Louis, MO, USA) sont ajoutés dans chaque puits afin de bloquer les sites non spécifiques. La plaque est incubée une heure dans une chambre humide à 37°C. Un cycle de 3 lavages avec du tampon PBS 0,15 M est ensuite effectué.

Les sérums des malades sont dilués au 1/100ème dans du tampon PBS - BSA 0,5 % - Tween 20 et 100 µL de chaque échantillon sont déposés par puits. Cent microlitres de sérum témoin constitué d'un pool de sérums humains normaux sont déposés. La plaque est incubée pendant une heure à 37°C dans une chambre humide puis lavée 3 fois.

Des immunoglobulines de souris anti-IgG humaines marquées à la peroxydase de raifort (Pharmingen, BD company, San Diego, USA) sont diluées au 1/1000ème dans du tampon PBS - BSA 0,5 % - Tween 20 puis distribuées à raison de 100 µL par puits. La plaque est incubée 30 mn à 37°C en chambre humide et lavée 3 fois.

La solution de révélation est préparée extemporanément : elle est constituée de 12 mL de tampon citrate-acide citrique (0,1 M, pH 5,5), de 6 mg d'OPD (o-PhenyleneDiamine, Sigma, Saint Louis, MO, USA) servant de chromogène et de 75 µL d'eau oxygénée à 10 volumes (Gifrer, Barbezat, Décines, France) qui est le substrat de la peroxydase de raifort.

Cent microlitres de cette solution sont distribués dans chaque puits, la plaque est incubée à température ambiante et la réaction de colorimétrie est stoppée par 50 µL d'une solution d'acide sulfurique 2N.

La lecture de l'absorbance des différents puits est réalisée immédiatement grâce à un spectrophotomètre (MultiskanEX) à une longueur d'onde de 492 nm.

Les concentrations d'anticorps anti-histones sont données en ratio absorbance du sérum du malade sur absorbance du témoin.

III/ RECHERCHE DES AUTO-ANTICORPS EN IMMUNOFLUORESCENCE

III/1. Recherche des auto-anticorps anti-nucléaires

III/1.1. Principe

La première étape de la détection de ces anticorps consiste à rechercher en immunofluorescence une réactivité du sérum testé. Les techniques de référence utilisent des noyaux hétérologues, en se basant sur la similitude de structure des composants nucléaires entre les espèces. Des coupes à la congélation de tissus riches en cellules nucléées constituent un bon substrat. L'utilisation d'organes congelés assure une bonne représentativité de toutes les spécificités nucléaires.

III/1.2. Mode opératoire

Au Laboratoire d'Immunologie, ces examens sont réalisés en routine.

Ils sont effectués sur des coupes de rein de souris, ce type de substrat présente l'avantage de permettre l'observation d'autres spécificités, comme des anticorps anti-mitochondries.

Des coupes fines d'environ 4 µm d'épaisseur sont préparées extemporanément à l'aide d'un microtome réfrigéré ou cryostat à -30°C, le jour de l'examen, à partir de tissus entiers conservés à -80°C. Il n'est pas nécessaire de traiter les tissus par un agent perméabilisant ou par des protéases étant donné que le microtome coupe les cellules et expose le contenu

91

nucléaire à la surface de la coupe. L'adhérence des coupes sur le verre est augmentée par l'utilisation de lames dégraissées et par une fixation de 30 à 45 secondes dans un four à micro-ondes. Plusieurs dilutions de sérums ($1/16^{\text{ème}}$, $1/32^{\text{ème}}$, $1/64^{\text{ème}}$ et $1/128^{\text{ème}}$) sont analysées afin de repérer d'éventuels effets zones.

L'anti-sérum anti-immunoglobulines humaines utilisé comme conjugué fluorescent est testé pour l'absence de réactivité non spécifique avec le substrat choisi. Les incubations sont réalisées à température ambiante en chambre humide, pendant 30 mn et sont suivies de 3 lavages de 10 mn dans du PBS. Après le dernier lavage, les coupes sont montées en PBS/glycérol pour éviter leur dessèchement et sont conservés en chambre humide jusqu'à leur lecture au microscope Ultra Violet (UV), dans les 5 heures suivant les manipulations.

III/2. Recherche des auto-anticorps anti-ADN double brin

III/2.1. Principe

L'identification de ces anticorps est réalisée également en immunofluorescence, en routine au Laboratoire. Les Trypanosomes ont la propriété de posséder des organites intra-cellulaires appelés kinétoplastes constitués uniquement d'ADN double brin. *Crithidia luciliae* a été choisi car ce parasite est inoffensif pour l'homme, il est présent dans les glandes salivaires des larves de mouches. Ces micro-organismes unicellulaires de forme ovalaire, longs de quelques microns, sont munis d'un flagelle permettant leur déplacement.

III/2.2. Mode opératoire

Les souches de *C. luciliae* sont cultivées dans un bouillon cœur-cervelle additionné de sang de lapin. Leur multiplication par scissiparité aboutit en quelques jours à des concentrations cellulaires importantes. La suspension cellulaire est lavée plusieurs fois dans un tampon isotonique afin d'éliminer le milieu de culture et les hématies. Après le dernier lavage, le culot cellulaire est remis en suspension dans de l'eau distillée de manière à créer un choc hypotonique qui entraîne le gonflement des *Crithidia* et à permettre un séchage des lames sans formation de cristaux de sel. La suspension est ensuite répartie sur les puits arrondis délimités à la surface de lames de verre dégraissées. Après séchage, les *Crithidia* sont fixées à l'éthanol de manière à perméabiliser leur membrane.

La fluorescence des anticorps anti-ADN sur les suspensions étalées de *Crithidia* est une image caractéristique brillante du kinétoplaste, accompagnée ou non de la fluorescence du noyau du parasite.

III/3. Recherche des auto-anticorps anti-histones

En immunofluorescence, la richesse des spermatogonies en histones et l'accessibilité de ces molécules dans le noyau de ces cellules à fort taux de renouvellement sont mises à profit. Des coupes à la congélation de testicules de souris représentent le substrat de choix. Après incubation avec les sérums dilués des patients, des anti-sérums anti-immunoglobulines humaines sont utilisés comme conjugués fluorescents.

La fluorescence caractéristique est un marquage homogène ou moucheté à gros grains des noyaux des spermatogonies.

IV/ DOSAGE DES FR

Les FR ne sont dosés que lors de la 1ère injection de REMICADE® Ils ont un valeur de diagnostic et de prédiction sur la sévérité de la PR, mais ils ne sont pas dosés pour le suivi de la maladie.

La néphélémétrie, la technique de Peltier en immunofluorescence indirecte et sa variante utilisant la cytométrie de flux sont celles utilisées au Laboratoire.

IV/1. Néphélémétrie

Les particules de polystyrène recouvertes d'un immunocomplexe de gamma-globuline humaine et d'anti-gamma-globuline humaine de mouton, s'agglutinent lorsqu'elles sont mélangées à un sérum de patient contenant des FR. L'intensité de la lumière mesurée par le néphélémètre est proportionnelle à la concentration de FR du sérum. Celle-ci est ensuite mesurée par rapport à la concentration connue d'un standard composé d'un pool de sérums humains à forte teneur en FR, conformément à l'« International Reference Preparation of Rheumatoid Arthritis Serum »

IV/2. Technique de Peltier en immunofluorescence indirecte

Les FR présents dans le sérum des malades se fixent sur des hématies humaines du groupe O rhésus négatif, fixées sur des lames de verre et sensibilisées par des IgG de lapin anti-globules rouges humains (hémagglutinine). La révélation est réalisée avec des anti-sérums fluorescents spécifiques des isotypes IgM, IgA ou IgG des immunoglobulines humaines. Cette technique permet de déceler les FR IgM, IgA et IgG non agglutinants reconnaissant les IgG de lapin. L'image observée en microscopie de fluorescence est un fin liseré autour des hématies.

IV/3. Variante en cytométrie de flux

Une variante de la **technique de Peltier** consiste à incuber les sérums avec les billes de latex recouvertes d'IgG humaines et à révéler la fixation de FR avec des antisérums fluorescents spécifiques des isotypes IgA ou IgM humaines. Les lavages s'effectuent par centrifugation de la suspension de billes et élimination du surnageant. La fluorescence est analysée en cytométrie de flux.

V/ STATISTIQUES

Les résultats concernant chaque patient ont été répertoriés sous formes de fiches informatives, dans une base de données spécialement créée à l'aide du Logiciel MYOSOTIS (Coultronics, Margency, France) (**Annexe n°3**).

Les fonctions statistiques associées à cette base de données ont permis d'analyser les résultats. La distribution des différents paramètres n'étant pas gaussienne (test de Kolmogorov-Smirnov), les tests statistiques utilisés sont des tests non paramétriques tels que le test U de Mann-Whitney et le test de Kruskall-Wallis et des tests de corrélation.

Les valeurs observées ont été exprimées en fonction de la moyenne obtenue plus ou moins l'erreur standard.

La significativité a été considérée pour des valeurs de p inférieur à 0,05.

RESULTATS

I/ ETUDE DE LA POPULATION

Dans notre série, les femmes sont plus représentées que les hommes mais aucune différence significative entre les moyennes d'âge des 2 sexes n'est observée (50,3 ± 12,50 ans versus 55,20 ± 12,50 ans).

Six patients ont arrêté le REMICADE® à cause d'effets indésirables et 4 pour inefficacité. Les effets indésirables observés étaient : une sigmoïdite, un urticaire, une nécrose de 2 orteils (suspicion de vascularite, une réaction d'hypersensibilité au cours d'une perfusion et enfin une tétraplégie (complication cervicale due à la PR et non au REMICADE®).

II/ ETUDE DES FACTEURS RHUMATOÏDES (FR)

Par la méthode de néphélémétrie les FR sont considérés comme positifs à partir de 22 U/mL. Par la technique de Peltier et celle au latex, ils sont positifs au delà d'un titre supérieur à 100.

A la 1ère injection, l'étude des FR par les différentes techniques de dosage donne les résultats suivants :

- ✓ 84 % des patients ont des FR positifs en néphélémétrie
- ✓ 5 % des patients ont des FRIgG+, 3 % des FRIgA+ et 43 % des FRIgM+ par la technique de Peltier
- ✓ 16 % des patients ont des FRIgA+ et 70 % des FRIgM+ par la technique au latex.

III/ ETUDE DE LA PROTEINE C REACTIVE (CRP)

Des taux de CRP supérieurs à 5 mg/L sont considérés comme positifs.

Toutes injections confondues, les valeurs observées chez les patients sont :

- ✓ Minimum : 1 mg/L
- ✓ Maximum : 110,0 mg/L
- ✓ Moyenne ± Erreur Standard : 18,50 ± 1,20 mg/L

Tableau n°6 : Répartition des patients en fonction de leur taux de CRP à chaque injection

Numéro des injections	% de patients avec taux de CRP < 5 mg/L	% de patients avec taux de CRP > 5 mg/L	Significativité par rapport à la 1ère injection
1	21	79	
2	54	46	p = 0,005*
3	43	57	p =0,04*
4	36	64	p = 0,13
5	44	56	p = 0,03*
6	41	59	p = 0,06
7	39	61	p = 0,08
8	32	68	p = 0,28
9	45	55	p = 0,05*
10	40	60	p = 0,96

* : différence significative (Test du Chi 2)

La majorité des patients présente des taux de CRP supérieurs à 5 mg/L à toutes les injections, sauf à la seconde injection.

La comparaison du groupe de patients ayant des taux de CRP élevés avec celui des patients avec des taux de CRP normaux, en fonction des différentes injections met en évidence une diminution significative du nombre de patients avec des taux de CRP élevés, entre la première injection et les injections 2, 3, 5 et 9.

Une différence significative du taux moyen de CRP est par ailleurs observée entre les différentes injections de REMICADE® (Test de Kruskall-Wallis, $p < 0,05$).

Tableau n°7 : Moyennes ± Erreur Standard (ES) des taux de CRP en fonction des injections de REMICADE®

Numéro des injections	CRP (moyenne ± ES) (mg/L)	Significativité par rapport à la 1ère injection
1	34,0 ± 4,7	
2	11,4 ± 2,9	p = 0,0006*
3	11,7 ± 1,9	p = 0,0001*
4	15,8 ± 2,6	p = 0,003*
5	18,6 ± 3,8	p = 0,0049*
6	16,6 ± 3,7	p = 0,0014*
7	15,8 ± 3,0	p = 0,0015*
8	19,6 ± 3,3	p = 0,036*
9	14,5 ± 3,5	p = 0,038*
10	13,7 ± 3,3	p = 0,006*

* : différence significative (Test U de Mann-Whitney)

La comparaison des taux moyens de CRP entre les injections met en évidence une diminution significative de ces taux entre la 1ère injection et chaque injection suivante (Test U de Mann-Whitney, $p < 0,05$).

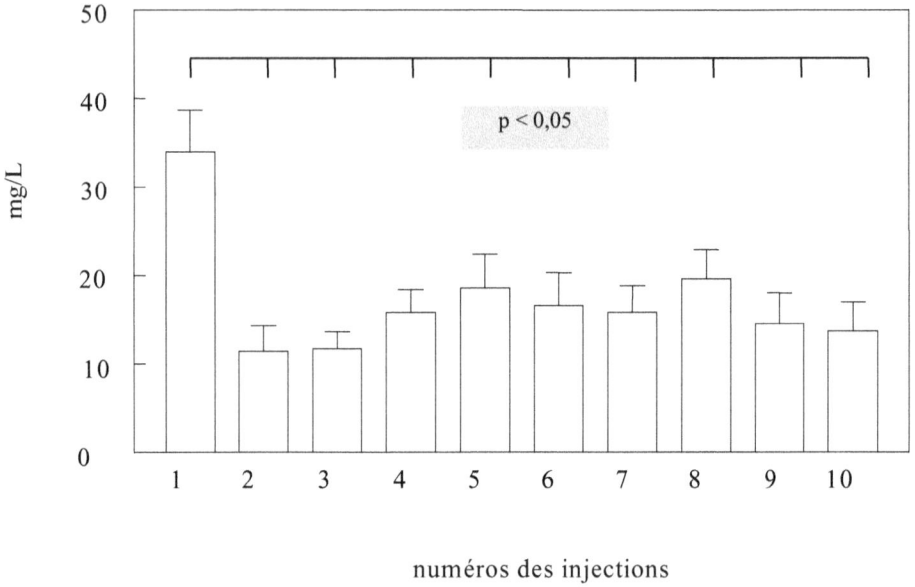

Figure n°8 : Répartition des taux moyens de CRP en fonction des injections de REMICADE®

IV/ ETUDE DE LA VITESSE DE SEDIMENTATION GLOBULAIRE (VS)

Une VS supérieure à 15 mm à la 1ère heure est considérée comme positive.

Toutes injections confondues, les valeurs observées chez les patients sont :

- ✓ Minimum : 0,50 mm
- ✓ Maximum : 111 mm
- ✓ Moyenne ± Erreur Standard : 23,20 ± 1,10 mm

Tableau n°8 : Répartition des patients en fonction de leur VS à chaque injection

Numéro des injections	% de patients avec VS < 15 mm à la 1ère heure	% de patients avec VS > 15 mm à la 1ère heure	Significativité par rapport à la 1ère injection
1	18	82	
2	61	39	p = 0,0007*
3	56	44	p = 0,002*
4	44	56	p = 0,02*
5	49	51	p = 0,01*
6	45	55	p = 0,03*
7	42	58	p = 0,05*
8	40	60	p = 0,09
9	30	70	p = 0,8
10	50	50	p = 0,08

* : différence significative (Test du Chi 2)

La majorité des patients ont des VS supérieures à 15 mm à la 1ère heure, sauf à la 2ème et 3ème injection.

La comparaison en fonction des injections du groupe de patients ayant des VS accélérées avec celui des patients ayant des VS normales, met en évidence une diminution significative du nombre de patients avec une VS accélérée, entre la 1ère injection et les injections suivantes jusqu'à la 7ème injection (Test du Chi 2, p <0,05). Cette diminution est très rapide dès la seconde injection, mais à partir de la 4ème injection, plus de 50 % des patients ont de nouveau des VS accélérées.

Une différence significative de la VS moyenne est par ailleurs observée entre les différentes injections de REMICADE® (Test de Kruskall-Wallis, p = 0,016).

Tableau n°9 : Moyennes ± Erreur Standard (ES) des VS en fonction des injections de REMICADE®

Numéro des injections	VS (moyenne ± ES) (mm à la 1ère heure)	Significativité par rapport à la 1ère injection
1	34,8 ± 4,1	
2	14,0 ± 2,1	p = 0,0001*
3	19,8 ± 3,6	p =0,002*
4	22,3 ± 3,2	p = 0,02*
5	21,3 ± 3,8	p = 0,003*
6	23,0 ± 3,2	p = 0,028*
7	20,6 ± 2,9	p = 0,01*
8	24,2 ± 3,7	p = 0,06
9	25,0 ± 3,5	p = 0,18
10	21,6 ± 5,0	p = 0,04*

* : différence significative (Test U de Mann-Whitney)

La comparaison de la VS moyenne entre les injections met en évidence une diminution significative de celle-ci entre la 1ère injection et chaque injection suivante, à

l'exception des injections 8 et 9 où la VS moyenne a tendance à augmenter de nouveau
(Test U de Mann-Whitney, p < 0,05).

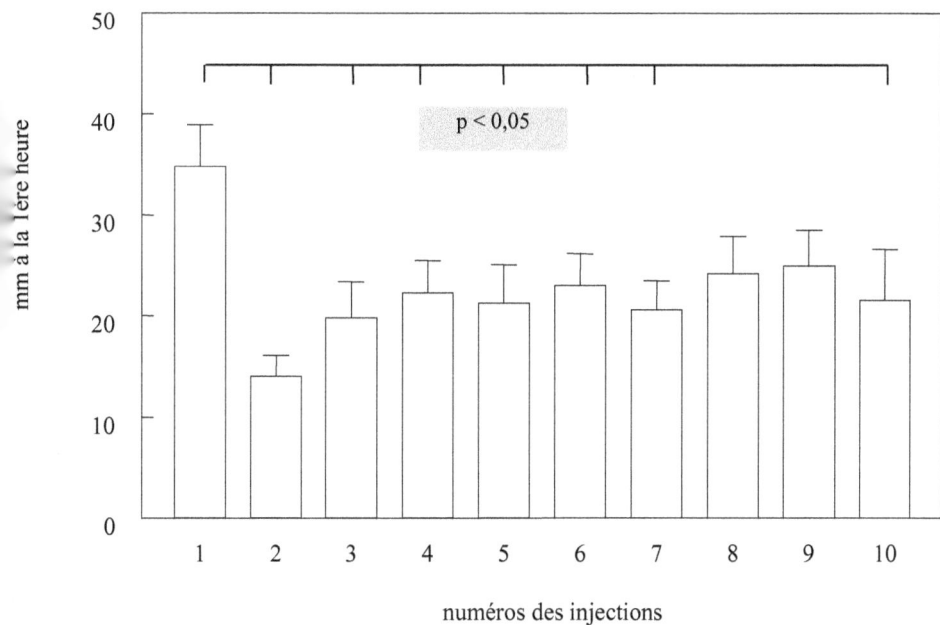

Figure n°9 : Répartition de la VS moyenne en fonction des injections de REMICADE®

V/ ETUDE DES TAUX DE MMP-3 TOTALE

Toutes injections confondues, les valeurs observées chez les patients sont :

- ✓ Minimum : 2,0 ng/mL
- ✓ Maximum : 334,50 ng/mL
- ✓ Moyenne ± Erreur Standard : 40,90 ± 2,30 mg/mL

Tableau n°10 : Moyennes ± Erreur Standard (ES) des taux de MMP-3 en fonction des injections de REMICADE®

Numéro des injections	MMP-3 (moyenne ± ES) (ng/mL)	
	Hommes	Femmes
2	107 ± 57	34,70 ±6
3	62,90 ± 13	30,90 ± 5
4	60,80 ± 16	29,80 ± 5
5	61,40 ± 12	28,40 ± 4
6	67,20 ± 22	32 ± 6
7	60,70 ± 13	29 ± 5
8	79,80 ±23	25,20 ± 4
9	75 ± 10	39,70 ± 10
10	69,30 ± 8	30,40 ± 5

Une diminution non significative de la MMP-3 est observée entre la seconde et la troisième injection, plus marquée chez les hommes.

Les patients ayant des taux moyens de CRP élevés ont des taux moyens de MMP-3 significativement plus élevés (46,80 ± 3,70 ng/mL) que les patients qui ont des taux moyens de CRP normaux (29,40 ± 2,60 ng/mL) (Test U de Mann-Whitney, p = 0,00008), toutes injections confondues.

En étudiant les taux moyens de MMP-3 de ces 2 groupes à chaque injection de REMICADE®, les résultats obtenus montrent que cette différence est significative à l'injection 5 (p = 0,001) ainsi qu'à l'injection 6 (p = 0,03) (Test U de Mann-Whitney).

Les patients ayant des VS moyennes supérieures à 15 mm ont des taux moyens de MMP-3 significativement plus élevés (45,00 ± 3,30 ng/mL) que les patients qui ont des VS moyennes inférieures à 15 mm (33,80 ± 3,70 ng/mL) (Test U de Mann-Whitney, p = 0,002), toutes injections confondues.

Aucune différence significative des taux moyens de MMP-3 n'a été observée entre les patients qui ont des ACAN positifs et ceux qui ont des ACAN négatifs.

Les patients qui développent des anticorps anti-ADN ont des taux de MMP-3 significativement plus faibles (24,10 ± 5,80 ng/mL) que les patients qui n'ont pas d'anticorps anti-ADN (41,30 ± 2,50 ng/mL) (test U de Mann-Whitney, p = 0,005).

VI/ ETUDE DES ANTICORPS ANTI-NUCLEAIRES (ACAN)

Les ACAN sont considérés positifs quand leurs taux est supérieur ou égal à 128.

Toutes injections confondues, les valeurs observées chez les patients sont :

- ✓ Minimum : 0
- ✓ Maximum : 32000
- ✓ Moyenne ± Erreur Standard : 1322 ± 161

Tableau n°11 : Répartition des patients en fonction de leur taux d'ACAN à chaque injection

Numéro des injections	% de patients avec taux d'ACAN < 128	% de patients avec taux d'ACAN ≥ 128	Significativité par rapport à la 1ère injection
1	32	68	
2	27	73	p = 0,99
3	24	76	p = 0,52
4	8	92	p = 0,02*
5	11	89	p = 0,046*
6	11	88	p = 0,040*
7	6	94	p = 0,005*
8	7	93	p = 0,012*
9	4	96	p = 0,009*
10	0	100	p = 0,005*

* : différence significative (Test U de Mann-Whitney)

A la 1ère injection de REMICADE®, 68 % des patients (28/41) présentaient des taux d'ACAN positifs, ce taux atteignant 100 % à la 10ème injection.

La comparaison, en fonction des injections, du groupe de patients ayant des taux d'ACAN positifs avec celui des patients ayant des taux d'ACAN négatifs, met en évidence une augmentation significative du nombre de patients ayant des ACAN positifs entre la 1ère et les injections 4 à 10 (Test du Chi 2, p < 0,05).

Une différence significative du taux moyen d'ACAN est observée entre les injections (Test de Kruskall-Wallis, p = 0,0009)

Tableau n°12 : Moyennes ± Erreur Standard (ES) des taux d'ACAN en fonction des injections de REMICADE®

Numéro des injections	Taux d'ACAN (moyenne ± ES)	Significativité par rapport à la 1ère injection
1	427 ± 96	
2	331 ± 86	p = 0,98
3	573 ± 152	p = 0,4
4	1197 ± 345	p = 0,004*
5	1282 ± 286	p = 0,008*
6	1476 ± 472	p = 0,0041*
7	1300 ± 291	p = 0,001*
8	1288 ± 264	p = 0,0008*
9	3496 ± 1448	p = 0,0012*
10	1814 ± 854	p = 0,01*

* : différence significative (Test U de Mann-Whitney)

En comparant les taux moyens d'ACAN entre les différentes injections, une augmentation significative est notée entre la 1ère et les injections 4 à 10 (Test U de Mann-Whitney, p < 0,05).

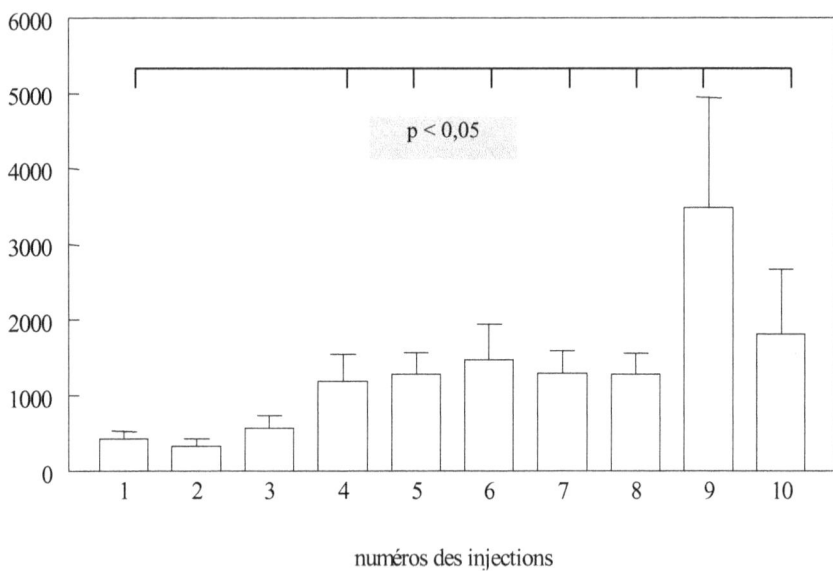

Figure n°10 : Répartition des taux moyens d'ACAN en fonction des injections de REMICADE®

VII/ ETUDE DES ANTICORPS ANTI-ADN

Les anticorps anti-ADN sont recherchés systématiquement lorsque le taux d'ACAN est supérieur à 2048.

Dans notre étude, 35 % des patients (15/41) ont développé des anticorps anti-ADN. Trente pourcent des patients qui ont arrêté le traitement par REMICADE® (3/10) ont développé des anticorps anti-ADN. Ces anticorps anti-ADN apparaissent dès la 3ème injection de REMICADE®. Chez 11 de ces patients, les anticorps redeviennent négatifs.

Les patients qui ont des anticorps anti-ADN ont des taux moyens d'ACAN significativement plus élevés (2277 ± 460) que les patients n'ayant pas d'anticorps anti-ADN (1379 ± 202) (Test U de Mann-Whitney, p = 0,001).

Aucun syndrome lupique n'a été observé chez les patients étudiés.

En raison d'un effectif statistiquement insuffisant, le pourcentage de patients ayant des anticorps anti-ADN n'a pas pu être étudié en fonction des différentes injections.

VIII/ ETUDE DES ANTICORPS ANTI-CCP

Le seuil de positivité des anticorps anti-CCP est 25 U/mL.

Toutes injections confondues, les valeurs observées chez les patients sont :

- ✓ Minimum : 0 U/mL
- ✓ Maximum : 9100 U/mL
- ✓ Moyenne ± Erreur Standard : 711 ± 71,50 U/mL

Tableau n°13 : Répartition des patients en fonction de leur taux d'anticorps anti-CCP à chaque injection

Numéro des injections	% de patients avec taux d'anticorps anti-CCP< 25 U/mL	% de patients avec taux d'anticorps anti-CCP> 25 U/mL
2	19	81
3	17	83
4	18	82
5	17	83
6	12	88
7	12	88
8	15	85
9	12	88
10	15	85

Quatre vingt un pourcent des patients ont des anticorps anti-CCP positifs à la seconde injection de REMICADE®. Aucune modification du nombre de patients avec des anticorps positifs n'est observée au cours du traitement (Test du Chi 2, p > 0,05).

Tableau n°14 : Moyennes ± Erreur Standard (ES) des taux d'anticorps anti-CCP en fonction des injections de REMICADE®

Numéro des injections	Taux d'anticorps anti-CCP (moyenne ± ES) (U/mL)
2	590 ± 164
3	685 ± 202
4	726 ± 220
5	530 ± 119
6	725 ± 259
7	631 ± 124
8	893 ± 338
9	853 ± 228
10	467 ± 80

Aucune différence significative n'est observée entre les taux moyens d'anticorps anti-CCP entre les différentes injections (Test de Kruskall-Wallis, $p > 0,05$).

En comparant les patients ayant des taux moyens d'anticorps anti-CCP positifs (groupe 1) et ceux qui ont des taux moyens négatifs (groupe 2), les résultats montrent qu'il n'y pas de différence en ce qui concerne les taux moyens de MMP-3 des 2 groupes.

Par contre, en comparant la VS des 2 groupes, on constate que la VS moyenne du groupe 1 (22,90 ± 1,90 mm) est significativement plus élevée que celle du groupe 2 (9,70 ± 1.20 mm) (Test U de Mann-Whitney, $p < 0,001$) et en particulier aux injections 2 ($p = 0,006$), 4 et 5 ($p = 0,01$).

Les mêmes résultats sont obtenus avec les taux moyens de CRP : groupe 1 (17,10 ± 1,20 mg/mL) et groupe 2 (9,90 ± 2,60 mg/mL) (Test U de Mann-Whitney, $p < 0,001$) et en particulier à l'injection 5 ($p = 0,05$).

Les patients développant des anticorps anti-ADN ont des taux moyens d'anticorps anti-CCP significativement plus faibles (420 ± 171 U/mL) que les patients n'ayant pas d'anticorps anti-ADN (736 ± 84 U/mL) (Test U de Mann-Whitney, $p = 0,01$).

109

En étudiant les taux moyens d'anticorps anti-CCP de ces 2 groupes à chaque injection de REMICADE®, les résultats obtenus montrent que cette différence est significative à l'injection 7 (p = 0,027) (Test U de Mann-Whitney).

IX/ ETUDE DES ANTICORPS ANTI-HISTONES D'ISOTYPE IgG

En immunofluorescence, à la seconde injection de REMICADE® aucun patient n'a d'anticorps anti-histones. Après traitement par REMICADE®, des anticorps anti-histones apparaissent chez 8 patients dont 2 qui arrêteront le traitement.

Les anticorps dirigés contre les 5 types d'histones ont été recherchés en ELISA.

Les concentrations d'anticorps anti-histones sont données en ratio DO du sérum malade sur DO du pool.

Tableau n° 15 : Moyennes ± Erreur Standard (ES) des taux d'anticorps anti-histones

Numéros des injections	Anticorps anti-H1 (moyenne ± ES)	Anticorps anti-H2a (moyenne ± ES)	Anticorps anti-H2b (moyenne ± ES)	Anticorps anti-H3 (moyenne ± ES)	Anticorps anti-H4 (moyenne ± ES)
Toutes injections confondues	1,65 ± 0,11	1,46 ± 0,09	1,14 ± 0,05	1,15 ± 0,07	1,09 ± 0,05
2	1,76 ± 0,34	1,96 ± 0,46	1,40 ± 0,26	1,32 ± 0,28	1,44 ± 0,30
3	1,50 ± 0,24	1,54 ± 0,25	1,27 ± 0,19	1,17 ± 0,24	1,23 ± 0,22
4	1,36 ± 0,2	1,53 ± 0,32	1,20 ± 0,15	1,03 ± 0,12	1,15 ± 0,14
5	1,7 ± 0,47	1,36 ± 0,21	1,1 ± 0,11	0,94 ± 0,10	1,12 ± 0,16
6	1,21 ± 0,15	1,29 ± 0,21	1,0 ± 0,10	1,08 ± 0,20	1,11 ±0,19
7	1,44 ± 0,33	1,27 ± 0,27	0,93 ± 0,10	0,96 ± 0,18	0,93 ± 0,19*
8	1,55 ± 0,28	1,08 ± 0,12	1,07 ± 0,16	1,08 ± 0,23	0,97 ± 0,16*
9	2,07 ± 0,42	1,49 ± 0,41	1,09 ± 0,13	1,23 ± 0,26	0,94 ± 0,11
10	1,9 ± 0,50	1,65 ± 0,40	1,33 ± 0,22	1,50 ± 0,42	0,99 ± 0,15

* : différence significative, p < 0,05 (Test U de Mann-Whitney)

Lorsque les ratios sont supérieurs à 1, cela signifie que les concentrations d'anticorps chez les malades sont plus élevées que dans le pool témoin.

En comparant les taux moyens d'anticorps anti-histones entre les différentes injections, une diminution significative du taux moyen d'anticorps anti-H3 est observée entre la seconde et la 7ème injection (Test U de Mann-Whitney, p = 0,02). Le même résultat est observé pour les anticorps anti-H4 entre la seconde injection et les injections 7 et 8 (Test U de Mann-Whitney, p = 0,04 / 0,03).

En comparant les deux techniques de dosage, ELISA et immunofluorescence, seulement 3 patients positifs en immunofluorescence sont très positifs en ELISA.

Toutes injections confondues, les patients qui ont des anticorps anti-nucléaires positifs ont des taux moyens d'anticorps anti-histones significativement plus élevés pour les histones H1, H2b, H3 et H4 (**tableau n°17**).

Tableau n°16: Moyenne ± Erreur Standard (ES) des taux d'anticorps anti-histones en fonction du taux d'ACAN

Moyenne ± ES	Patients avec ACAN < 128	Patients avec ACAN ≥ 128	Significativité entre les 2 groupes
anticorps anti-H1	0,88 ± 0,46	1,61 ± 1,61	p = 0,02*
anticorps anti-H2a	1,0 ± 0,39	1,43 ± 1,56	p = 0,33
anticorps anti-H2b	0,72 ± 0,25	1,14 ± 0,84	p = 0,003*
anticorps anti-H3	0,63 ± 0,19	1,19 ± 1,27	p = 0,008*
anticorps anti-H4	0,65 ± 0,21	1,12 ± 1,0	p = 0,005*

* : différence significative, p < 0,05 (Test U de Mann et Whitney)

Par contre, aucune différence significative n'existe entre les patients qui ont des anticorps anti-ADN positifs et ceux qui n'en ont pas, en ce qui concerne les taux d'anticorps anti-histones. Cependant, parmi les 8 patients qui ont des anticorps anti-histones positifs en immunofluorescence, 5 ont des anticorps anti-ADN positifs et leur taux d'ACAN est supérieur à 2048.

X/ ETUDE DU GROUPE DE PATIENTS AYANT ARRETE LE REMICADE®

Les résultats sont notés dans le **tableau n°17.**

Aucune différence significative n'a été montrée entre les 2 groupes, en ce qui concerne les taux moyens de VS, de CRP, d'anticorps anti-CCP et d'anticorps anti-histones.

Les patients du groupe I ont par contre des taux moyens de MMP-3 significativement plus élevés (38,20 ± 3,0 ng/mL) que les patients du groupe E (53,40 ± 5,4 ng/mL) (Test U de Mann-Whitney, p = 0,006).

Aucune différence significative au niveau de la présence d'anticorps anti-ADN n'a été observée entre les 2 groupes.

Parmi les patients présentant des taux d'ACAN positifs, les patients du groupe I ont cependant des taux moyens d'ACAN significativement plus élevés (1784 ±3114) que ceux du groupe E (1424 ± 3114) (Test U de Mann-Whitney, p = 0,008).

Tableau n°17 : Moyennes ± Erreur Standard (ES) des différents paramètres en fonction de l'arrêt ou non du REMICADE®

		Moyennes ± ES	
		Hommes	**Femmes**
MMP-3 (ng/mL)	*E*	65,40 ± 7*	28,50 ± 2*
	I	87,60 ± 9*	42,60 ± 6*
CRP (mg/L)	*E*	18,5 ± 1,3	
	I	18,7 ± 2,7	
VS (mm à la 1ère heure)	*E*	23 ± 1,4	
	I	24 ± 1,9	
Anticorps anti-CCP (U/mL)	*E*	687 ± 77	
	I	825 ± 193	
ACAN	*E*	1237 ± 191*	
	I	1644 ± 268*	
Anticorps anti-H1	*E*	1,63 ± 0,1	
	I	1,76 ± 0,3	
Anticorps anti-H2a	*E*	1,26 ± 0,06	
	I	2,36 ± 0,4	
Anticorps anti-H2b	*E*	1,11 ± 0,04	
	I	1,27 ± 0,2	
Anticorps anti-H3	*E*	1,11 ± 0,07	
	I	1,33 ± 0,2	
Anticorps anti-H4	*E*	1,05 ± 0,05	
	I	1,28 ± 0,22	

* : différence significative, $p < 0,05$ (Test U de Mann-Whitney)
E : groupe des patients pour lesquels le REMICADE® est poursuivi.
I : groupe des patients pour lesquels le REMICADE® est interrompu à cause d'effets indésirables ou pour inefficacité.

XI/ TESTS DE CORRELATION

Les différents paramètres étudiés sont corrélés entre eux de la manière suivante (Test de Spearman, coefficient de corrélation « r » :

- ✓ MMP-3 / CRP : r = 0,13 (p = 0,04)
- ✓ MMP-3 / VS : r = 0,19 (p = 0, 002)
- ✓ VS / CRP : r = 0,63 (p < 0,0001)

- ✓ Les taux d'anticorps anti-CCP ne sont corrélés ni avec ceux d'ACAN ni avec ceux d'anticorps anti-ADN

- ✓ Anticorps anti-H1 / anti/H2a : r = 069
- ✓ Anticorps anti-H1 / anti/H2b : r = 0,71 p < 0,0001
- ✓ Anticorps anti-H1 / anti/H3 : r = 0,74
- ✓ Anticorps anti-H1 / anti/H4 : r = 0,61

- ✓ Anticorps anti-H2a / anti/H2b : r = 0,85
- ✓ Anticorps anti-H2a / anti/H3 : r = 0,83 p < 0,0001
- ✓ Anticorps anti-H2a / anti/H4 : r = 0,80

- ✓ Anticorps anti-H2b / anti/H3 : r = 0,88 p < 0,0001
- ✓ Anticorps anti-H2b / anti/H4 : r = 0,88

- ✓ Anticorps anti-H3 / anti/H4 : r = 0,77 p < 0,0001

- ✓ Les taux d'anticorps anti-histones ne sont corrélés ni avec ceux d'ACAN ni avec ceux d'anticorps anti-ADN ni avec les anticorps anti-CCP

DISCUSSION

Dans notre étude, la prédominance féminine caractéristique de la PR est marquée, environ 5 femmes pour 2 hommes, mais elle est plus faible que celle donnée dans la littérature, de 4 femmes pour 1 homme (Weyand and Goronzy, 1994).

La recherche de facteurs rhumatoïdes est un élément de diagnostic de la PR. Dans notre population, ils sont présents chez 50 à 90 % des malades, à la 1ère injection de REMICADE® selon la technique de dosage utilisée. L'isotype IgM est l'isotype prédominant, mais les IgA et les IgG sont également présents dans les sérums des patients mais à des taux plus faibles. Ces résultats sont similaires à ceux de la littérature (Nakamura, 2000).

Nos résultats montrent que le REMICADE® entraîne une rapide diminution du taux de CRP, protéine spécifique de la phase aiguë de l'inflammation. En effet, le taux moyen de CRP diminue significativement dès la seconde injection. A la 10ème injection, c'est-à-dire 14 mois après le début du traitement par REMICADE®, le taux moyen de CRP est toujours significativement plus faible qu'au début du traitement. Cependant, malgré cette diminution, les taux moyens de CRP restent tout de même supérieurs à la normale pour la majorité des patients, jusqu'à la 10ème injection.

Dans l'étude « ATTRACT », réalisée sur 428 malades, une amélioration biologique très rapide avait été également observée mais avec une normalisation de la CRP dès la seconde semaine de traitement (référence : 8mg/L) (Lipsky *et al.*, 2000).

La vitesse de sédimentation globulaire est également un marqueur de l'inflammation. Le REMICADE® diminue également ce marqueur de manière significative et rapide dès la seconde injection. Comme pour la CRP, les taux ne reviennent toutefois pas à la normale malgré cette diminution. De plus, cet effet semble transitoire étant donné que la VS a tendance à augmenter de nouveau à partir de la 6ème injection de REMICADE®.

L'étude d'Elliott *et al.* (1994) sur 73 patients atteints de PR active a montré de la même manière une diminution significative de la VS dès la seconde semaine après une injection unique de REMICADE®.

Ces deux marqueurs de l'inflammation sont corrélés fortement et positivement entre eux chez les patients de notre série, malgré cette différence d'évolution à partir de la 6ème injection.

Dans la PR, les MMP jouent un rôle important dans la destruction du cartilage et des autres composants des tissus des conjonctifs dans les articulations. Elles sont libérées par les fibroblastes synoviaux, les chondrocytes, les macrophages ainsi que par les polynucléaires neutrophiles et les cellules endothéliales. Cette sécrétion survient en réponse aux stimuli des cytokines pro-inflammatoires telles que l'IL-1 et le TNF-α, et des facteurs de croissance tels que l'EGF (Epidermal Growth Factor) et le PDGF. Dans la famille des MMP, la MMP-3 ou stromelysine-1, joue un rôle prédominant dans la pathogénie de la PR (Posthumus *et al.*, 1999).

Comme le TNF-α est un inducteur de la MMP-3, il était donc intéressant de déterminer si le taux de cet enzyme, qui est élevé dans la PR, était diminué après traitement par REMICADE®.

Dans plusieurs études, les taux moyens de MMP-3 chez les contrôles sont : pour les hommes, de l'ordre de 60 ng/mL et pour les femmes, entre 20 et 30 ng/mL, alors que ces taux sont significativement augmentés chez les patients atteints de PR, de l'ordre de 200 ng/mL (Yoshihara *et al.*, 1995 ; Yamanaka *et al.*, 2000, Posthumus *et al.*, 2000).

Dans notre étude, la trousse ELISA utilisée permet de doser à la fois la pro-enzyme et la forme activée de la MMP-3 dans le sérum des patients.

Nos résultats montrent que le REMICADE® entraîne une diminution non significative des taux de MMP-3 entre la seconde et la troisième injection, plus marquée chez les hommes, et que ces taux de MMP-3 se normalisent dès la seconde injection pour les femmes et dès la troisième pour les hommes. Le REMICADE® a un effet durable sur ce marqueur jusqu'à la 10ème injection. A la différence des autres marqueurs de l'inflammation, le REMICADE® tend à normaliser les taux de MMP-3 de manière plus durable.

L'équipe de Brennan *et al.* (1997) a également étudié l'effet du REMICADE® sur les MMP et en particulier la MMP-3 et la MMP-1, chez 73 malades. Avant traitement, ces deux marqueurs sont significativement plus élevés chez les patients atteints de PR (MMP-3 de l'ordre de 100 ng/mL) que chez les contrôles (18 ng/mL les deux sexes confondus). Les taux de MMP-3 sont corrélés seulement avec ceux de la CRP ($r = 0,32$, $p < 0,05$). Après une dose unique de REMICADE® à 1 ou à 10 mg/kg, une diminution significative de MMP-3 est observée à 50 mg/mL, les deux sexes confondus, dès le $7^{\text{ème}}$ jour et ensuite jusqu'à J28. La corrélation CRP et MMP-3 est maintenue après l'injection de REMICADE® ($r = 0,34$, $p < 0,02$).

L'équipe de den Broeder *et al.* (2002), a montré que la neutralisation du TNF-α par l'adalimumab (D2E7) à long terme, c'est-à-dire jusqu'à deux ans après le début du traitement par REMICADE®, diminuait les taux sériques de MMP-3, MMP-1 ainsi que d'autres marqueurs du turnover du cartilage, tels que le COMP (Cartilage Oligomeric Matrix Protein) et la glycoprotéine-39 du cartilage humain. Dans cette étude les taux de la CRP sont également corrélés à ceux de la MMP-3 ($r = 0,53$, $p < 0,001$).

L'équipe de Catrina *et al.* (2002) a trouvé les mêmes résultats dans le cas où le TNF-α est neutralisé par de l'etanercept, récepteur soluble du TNF-α : ces auteurs ont noté une diminution significative du taux de MMP-3, de 115 mg/mL avant traitement à 48 mg/mL après 12 semaines de traitement, ainsi qu'une diminution significative des taux de MMP-1, de CRP et de la VS. Par contre, aucune modification de TIMP-1, inhibiteur des MMP n'est observée dans cette étude. Dans cette étude, la MMP-3 est corrélée avant traitement avec la CRP ($r = 0,42$, $p < 0,001$) et avec la VS ($r = 0,38$, $p < 0,01$).

Chez les patients ayant arrêté le REMICADE® à cause d'une inefficacité ou d'effets indésirables, le taux moyen de MMP-3 totale est significativement plus élevé que chez les patients qui poursuivent le traitement, toutes injections confondues, chez les hommes et chez les femmes, ces taux étant supérieurs aux valeurs normales données par la littérature dans les deux groupes.

Ceci pourrait être expliqué par une production plus importante de MMP-3 au niveau de la synoviale de ces patients présentant une PR réfractaire au traitement qui se traduit par des taux sériques de MMP-3 plus élevés. Une différence de même type des taux de CRP entre ces deux groupes est également observée, mais seulement avant traitement.

Nos résultats montrent également que ce marqueur de l'inflammation est modérément corrélé avec les autres marqueurs de l'inflammation, CRP et VS, ce qui a été déjà montré dans la littérature (So *et al.*, 1999 ; Ribbens *et al.*, 2000).

Comme la production des protéines de la phase aiguë de l'inflammation et la production de MMP-3 sont stimulées par les cytokines pro-inflammatoires telles que l'IL-1 et le TNF-α, ceci pourrait expliquer la corrélation entre MMP-3 et CRP (Posthumus et al., 1999).

Les taux de MMP-3 sanguins pourraient soit refléter des épisodes inflammatoires au cours de la PR, soit correspondre à la destruction du cartilage dans les articulations synoviales (Brennan et al., 1997). Pour l'équipe de Manicourt et al. (1995), il semblerait que l'augmentation des taux de MMP-3 sériques chez les patients atteints de PR refléterait une inflammation systémique dans la PR, et proviendrait d'une autre source que les articulations inflammatoires.

A la différence de la CRP, qui est un bon marqueur de pronostic et de surveillance des effets des traitements mais qui est un indicateur général de l'inflammation et qui peut donc être influencé par d'autres stimuli de la phase aiguë de l'inflammation, la MMP-3 serait un marqueur plus spécifique de l'inflammation et de la destruction de l'articulation, étant donné qu'elle semble être produite exclusivement localement dans la synoviale inflammatoire (Cheung et al., 1996).

Avant traitement par REMICADE®, 68 % des patients de notre étude avaient des anticorps anti-nucléaires à un taux supérieur à 128. Le traitement par REMICADE® entraîne l'apparition de ces anticorps chez les 2 patients qui n'en avaient pas et augmente leur taux moyen chez les autres patients. A la 10ème injection tous les patients ont des taux d'ACAN supérieurs à 128.

Cette augmentation des ACAN au cours du traitement par le REMICADE® s'accompagne également d'une apparition d'anticorps anti-ADN chez 15/41 (29 %) des patients. Parmi ces 15 patients, trois ont arrêté le REMICADE®, un à cause d'une inefficacité de traitement, les deux autres pour urticaire ou furonculose.

Les patients qui ont arrêté le traitement par REMICADE® avaient des taux d'ACAN significativement plus élevés que ceux qui ont continué le traitement.

Par rapport aux différentes études concernant le REMICADE®, les taux d'anticorps anti-ADN trouvés dans notre travail sont plus importants.

118

En effet, dans l'étude de Tebib *et al.* (2002) sur 22 patients atteints de PR, il a été observé une apparition ou une augmentation des ACAN après traitement, chez 88 % des patients traités par l'infliximab. Chez 2 patients, des anticorps anti-ADN natifs apparaissent (test de Farr). En revanche, une seule apparition d'ACAN et une seule positivité d'anticorps anti-ADN natifs sont observées parmi les 14 autres patients sous un autre traitement anti-TNF-α (anticorps D2E7, anticorps CDP571 ou etanercept).

Dans l'étude de Charles *et al.* (2000) sur 156 patients traités par infliximab, la présence d'ACAN chez 29 % des patients avant traitement augmente à 53 % sous traitement. Des anticorps anti-ADN sont détectés chez 14 % des patients par immunofluorescence. Le délai d'apparition de ces anticorps est de 4 à 10 semaines. A l'exception de 2 patients, les anticorps anti-ADN redeviennent négatifs. Dans notre étude, le délai d'apparition est également de 6 semaines en moyenne, et les anticorps redeviennent négatifs lorsque le traitement par REMICADE® se poursuit.

Dans l'étude « ATTRACT », chez 16 % des patients traités par REMICADE®, des anticorps anti-ADN double brin sont apparus (positifs par test de Farr et par immunofluorescence) (Maini *et al.*, 1999).

La variabilité des résultats concernant le dosage des anticorps anti-nucléaires est due aux techniques utilisées (l'immunofluorescence ou le test de Farr). En effet, l'immunofluorescence est très opérateur-dépendante d'une part, et substrat-dépendante d'autre part et la spécificité du test de Farr est parfois prise en défaut.

La présence de ces anticorps à des taux variables, selon le test utilisé, reflète de l'hétérogénéité de la réponse auto-immune des patients atteints de PR.

Dans cette même étude de Charles *et al.* (2000), 1/156 des patients a développé un syndrome lupique clinique, avec de la fièvre, une toux sèche, une douleur thoracique et une dyspnée : une pleuro-péricardite a été diagnostiquée et un syndrome lupique évoqué. Des taux sériques élevés d'anticorps anti-ADN double brin d'isotype IgG, IgA et IgM ont été détectés chez ce patient.

Dans l'essai « ATTRACT », 1/340 des patients traités par REMICADE® a également développé un syndrome lupique, sans apparition d'anticorps anti-ADN double brin, après 2 doses de REMICADE® (Maini *et al.*, 1999).

Dans une étude antérieure de Maini *et al.* (1998), 1/87 patients traités par REMICADE® a développé un syndrome lupique, avec fièvre, arthralgies, pleuro-péricardite avec apparition d'anticorps anti-ADN à un taux élevé. Les symptômes cliniques ont été contrôlés par de fortes doses de corticoïdes, les anticorps anti-ADN revenant à un taux normal en 8 à 10 semaines.

Par contre, dans l'étude de Tebib *et al.* (2002), aucun signe clinique de lupus érythémateux induit n'a été retrouvé chez les 22 patients étudiés. Dans notre série de patients également, aucun signe de syndrome lupique n'a été observé.

Les anticorps anti-ADN sont très spécifiques des syndromes lupiques érythémateux, ils sont retrouvés chez 40 à 80 % des malades atteints de cette affection auto-immune.

Dans les différentes études réalisées, bien que le REMICADE® induise l'apparition d'anticorps anti-ADN chez un certain nombre de patients, ces anticorps ne semblent pas pathogènes étant donné que très peu de syndromes lupiques se développent et que ceux qui se développent sont réductifs après arrêt du REMICADE®.

Les déterminants antigéniques des anticorps anti-périnucléaires présents chez 50 % des patients atteints de PR et des anticorps anti-filaggrine, ont été identifiés comme des résidus citrullinés de la protéine de filaggrine. Ces auto-anticorps ont une bonne spécificité mais une médiocre sensibilité et le dosage par immunofluorescence est difficilement reproductible. De plus, une réactivité anti-filaggrine est présente dans différentes maladies auto-immunes, cette réactivité étant dosée en ELISA. En revanche, la réactivité spécifiquement liée à la citrullination de la filaggrine n'est présente que dans la PR et son dosage en ELISA est un test plus sensible que l'immunofluorescence et plus facile à standardiser (Solau-Gervais *et al.*, 2001).

Dans notre étude, 81 % des patients ont des taux d'anticorps anti-CCP au début de l'étude. Le REMICADE® n'a aucun effet sur les anticorps, au bout de 14 mois de traitement, 85 % des patients ont toujours des taux d'anticorps positifs. Les taux de ces anticorps anti-CCP restent, malgré traitement, toujours très supérieurs à la normale (20 à 30 fois plus élevés que chez les témoins qui ont un taux d'anticorps anti-CCP de 25 U/mL).

Les patients qui ont des anticorps anti-CCP, ont une VS moyenne et un taux moyen de CRP significativement plus élevés que les autres.

Schellekens *et al.* (1998), a rapporté que ces anticorps anti-CCP étaient présents chez 76 % de 134 patients étudiés atteints de PR, avec un dosage mis au point par leurs soins.

Dans l'étude de Goldbach-Mansky *et al.* (2001), les résultats montrent que seulement 41 % de 106 patients atteints de PR ont des anticorps anti-CCP, avec la même méthode de dosage.

Dans l'étude de Bizzaro *et al.* (2001) réalisée sur 330 patients, dont 98 PR et 232 contrôles incluant 174 malades non PR et 58 contrôles en bonne santé, les auteurs ont rapporté que 40,8 % de malades atteints de PR sont positifs pour les anticorps anti-CCP, alors que seulement 3 % des contrôles sont positifs. Leur dosage d'anticorps est réalisé avec la même troussse ELISA que celle utilisée dans notre étude. La concentration moyenne des anticorps anti-CCP chez les malades est également très supérieure à la normale dans cette étude (1100 U/mL) par rapport à la valeur normale des contrôles (6-8 U/mL), mais le nombre de patients positifs en anticorps anti-CCP est plus faible que dans notre étude.

Des protéines citrullinées intracellulaires, qui ne sont pas reconnues par un anticorps anti-filaggrine ont été également retrouvées dans la synoviale des patients atteints de PR mais pas dans des synoviales contrôles, par immunofluorescence (Baeten *et al.*, 2001).

Des anticorps **anti-histones** sont retrouvés chez au moins 95 % des patients avec un syndrome lupique induit par certains médicaments (procaïnamide, quinidine, hydralazine, phénytoïne) (Barland and Lipstein, 1996), mais aussi au cours des lupus spontanés et de la PR.

Différentes méthodes de dosages sont disponibles pour doser les anticorps anti-histones, soit par immunofluorescence indirecte sur coupes de testicules de souris ou sur coupes de rein, soit par technique ELISA.

Dans notre étude, nous avons réalisé les deux tests en parallèle et les résultats sont discordants.

LE REMICADE® entraîne l'apparition d'anticorps anti-histones détectés en immunofluorescence chez 19,50 % patients atteints de PR. Ces patients ont tous des ACAN à des taux élevés et 5 d'entre eux ont également des anticorps anti-ADN.

Par la technique ELISA, les résultats sont différents : les taux d'anticorps sont plus élevés que ceux des témoins sauf pour l'histone H4 où le ratio devient inférieur à 1 après la 7ème injection de REMICADE®. En effet, le REMICADE® semble diminuer le taux de ces anticorps, cette diminution est significative seulement pour l'histone H4 aux injections 7 et 8. Ces résultats sont discordants avec les taux d'ACAN qui augmentent sous REMICADE®.

Cependant, on peut noter que les patients qui ont des ACAN ont tout de même des taux d'anticorps anti-histones significativement plus élevés que ceux qui n'en ont pas, pour les histones H1, H2b, H3 et H4. Les anticorps dirigés contre les 5 histones sont fortement corrélés entre eux.

Des études ultérieures utilisant l'immunofluorescence ont rapporté des taux différents d'anticorps anti-histones : Aitcheson *et al.* (1980) trouvent des anticorps anti-histones dans 24 % des PR avec ACAN positifs, Garcia de la Torre and Mirranda-Mendez (1982) en décèlent dans 20 % des PR dont 35 % seulement avaient des ACAN, Meyer *et al.* (1984) en détectent dans 8,6 % des PR avec ACAN, dont 4 avaient également des anticorps anti-ADN à des taux faibles. Dans cette dernière étude, les PR avec des IgG anti-histones ont un caractère destructeur, aucune prise de médicament inducteur de biologie lupique n'est notée mais ces formes de PR présentent des manifestations extra-articulaires sévères (vascularite, syndrome de Felty).

Dans les travaux de Le Goff *et al.* (1988), les valeurs d'anticorps anti-histones étaient significativement plus élevées que celles des témoins, pour les cinq types d'histones. L'activité la plus importante était dirigée contre les H1. Pour Gioud *et al.* (1982) aucun des malades étudiés n'a d'anticorps anti-histones. Le mode de sélection des malades, la technique de préparation des histones et le protocole ELISA sont variables d'une étude à l'autre, ce qui explique la variabilité des résultats.

La différence de résultats entre l'immunofluorescence et l'ELISA observée dans ce travail pourrait s'expliquer par le fait que la première technique utilise des spermatogonies de testicules de souris comme substrat, ce qui entraîne la détection d'antigènes nucléaires autres que les histones.

Par ailleurs, la plus grande fréquence d'anticorps anti-histones détectés en ELISA peut s'expliquer par une meilleure accessibilité des épitopes dans les molécules purifiées que dans les noyaux.

CONCLUSION

Notre travail a consisté à étudier les effets biologiques du REMICADE® à long terme chez des patients atteints de PR, par l'étude des marqueurs classiques de l'inflammation, tels que la VS et la PCR et un marqueur plus particulier la MMP-3, ainsi que des marqueurs immunologiques avec l'étude de différents auto-anticorps présents au cours de la PR.

Sous REMICADE®, les marqueurs de l'inflammation sont diminués très rapidement après le début du traitement et cet effet est durable pendant les 14 mois de traitement. Cependant, une différence est observée entre ces marqueurs, car seuls les taux de MMP-3 redeviennent normaux alors que ceux de CRP et la VS restent élevés. La MMP-3 semble donc être un meilleur marqueur que la VS ou la CRP car elle semble refléter plus spécifiquement ce qui se passe au niveau de l'articulation.

Le traitement par REMICADE® entraîne une augmentation des anticorps anti-nucléaires et des anticorps anti-ADN chez une grande proportion patients, mais par contre aucun changement des taux d'anticorps anti-CCP n'est observé sous traitement, ce taux étant très élevé dès le début. Le dosage des anticorps anti-CCP est important au moment du diagnostic de la PR car ils sont très spécifiques de cette pathologie, mais leur dosage pour le suivi des patients sous traitement par REMICADE® ne semble pas apporter d'informations complémentaires.

L'étude des anticorps anti-histones donne des résultats différents selon la méthode de dosage utilisée, la technique ELISA réalisée avec des extraits purifiés d'histones étant plus spécifique pour la détection de ces antigènes nucléaires particuliers.

Cette étude réalisée chez 41 patients devrait être poursuivie par une étude sur un plus grand nombre de patients, en corrélant les résultats biologiques et immunologiques avec la clinique.

Même si les médicaments anti-TNF-α représentent un progrès considérable, reste le problème du coût, certainement élevé de cette biothérapie, qui empêche l'utilisation du REMICADE® de façon systématique chez les malades, le rapport coût/bénéfice de ce traitement devant être évalué au cas par cas.

BIBLIOGRAPHIE

Aarvak T, Chabaud M, Miossec P, Natvig JB. IL-17 is produced by some proinflammatory Th1/Th0 cells but not by Th2 cells.
J Immunol. 1999 ; 162 : 1246-1451

Aitcheson CT, Peebles C, Joslin F, Tan EM. Characteristics of antinuclear antibodies in rheumatoid arthritis. Reactivity of rheumatoid factor with a histone-dependent nuclear antigen.
Arthritis Rheum. 1980 ; 23 : 528-538

al-Janadi N, al-Dalaan A, al-Balla S, Raziuddin S. CD4+ T cell inducible immunoregulatory cytokine response in rheumatoid arthritis.
J Rheumatol. 1996 ; 23 : 809-814

American College of Rheumatology Ad Hoc Committee on Clinical Guidelines (ACR). Guidelines for monitoring drug therapy in rheumatoid arthritis.
Arthritis Rheum. 1996 ; 39 : 723-731

American College of Rheumatology Ad Hoc Committee on Clinical Guidelines (ACR). Guidelines for the management of rheumatoid arthritis.
Arthritis Rheum. 1996 ; 39 : 713-722

Arend WP. Cytokine imbalance in the pathogenesis of rheumatoid arthritis: the role of interleukin-1 receptor antagonist.
Semin Arthritis Rheum. 2001 ; 30 : 1-6

Arend WP. The innate immune system in rheumatoid arthritis.
Arthritis Rheum. 2001 ; 44 : 2224-2234

Baeten D, Peene I, Union A, Meheus L, Sebbag M, Serre G, Veys EM, De Keyser F. Specific presence of intracellular citrullinated proteins in rheumatoid arthritis synovium: relevance to antifilaggrin autoantibodies.
Arthritis Rheum. 2001 ; 44 : 2255-2262

Barland P, Lipstein E. Selection and use of laboratory tests in the rheumatic diseases.
Am J Med. 1996 ; 100 : 16S-23S

Bas S, Perneger TV, Seitz M, Tiercy JM, Roux-Lombard P, Guerne PA. Diagnostic tests for rheumatoid arthritis: comparison of anti-cyclic citrullinated peptide antibodies, anti-keratin antibodies and IgM rheumatoid factors.
Rheumatology (Oxford). 2002 ; 41 : 809-814

Baty D, Dion M, Ducancel F, Guesdon JL, Lafaye P, Monsan P. Quels marchés industriels ?
Biofutur 2001 ; 214 : 52-56

Bendtzen K, Hansen MB, Ross C, Svenson M. High-avidity autoantibodies to cytokines.
Immunol Today. 1998 ; 19 : 209-211

Bene MC, Faure GC, Recherche et identification d'anticorps spécifiques d'antigènes endogènes.
In : Médicales Internationales, eds. Exploration fonctionnelle de l'immunité humorale. 1997 : 203-265

Berner B, Akca D, Jung T, Muller GA, Reuss-Borst MA. Analysis of Th1 and Th2 cytokines expressing CD4+ and CD8+ T cells in rheumatoid arthritis by flow cytometry.
J Rheumatol. 2000 ; 27 : 1128-1135

Berthelot JM, Saraux A, Maugars Y, Prost A, Le Goff P. Is combination second-line therapy in rheumatoid arthritis more aggressive than helpful?
Rev Rhum Engl Ed. 1999 ; 66 : 224-228

Bingham CO 3rd. Development and clinical application of COX-2-selective inhibitors for the treatment of osteoarthritis and rheumatoid arthritis.
Cleve Clin J Med. 2002 ; 69 : 5S-12S

Bizzaro N, Mazzanti G, Tonutti E, Villalta D, Tozzoli R. Diagnostic accuracy of the anti-citrulline antibody assay for rheumatoid arthritis.
Clin Chem. 2001 ; 47: 1089-1093

Blackburn WD. Management of osteoarthritis and rheumatoid arthritis: prospects and possibilities.
Am J Med. 1996 ; 100 : 24S-30S

Breedveld FC. Therapeutic monoclonal antibodies.
Lancet. 2000 ; 355 : 735-740

Brennan FM, Browne KA, Green PA, Jaspar JM, Maini RN, Feldmann M. Reduction of serum matrix metalloproteinase 1 and matrix metalloproteinase 3 in rheumatoid arthritis patients following anti-tumour necrosis factor-alpha (cA2) therapy.
Br J Rheumatol. 1997 ; 36 : 643-650

Brosseau L, Welch V, Wells G, deBie R, Gam A, Harman K, Morin M, Shea B, Tugwell P. Low level laser therapy (classes I, II and III) in the treatment of rheumatoid arthritis.
Cochrane Database Syst Rev. 2000 ; 2 : CD002049

Bucht A, Larsson P, Weisbrot L, Thorne C, Pisa P, Smedegard G, Keystone EC, Gronberg A. Expression of interferon-gamma (IFN-gamma), IL-10, IL-12 and transforming growth factor-beta (TGF-beta) mRNA in synovial fluid cells from patients in the early and late phases of rheumatoid arthritis (RA).
Clin Exp Immunol. 1996 ; 103 : 357-367

Burmester GR, Stuhlmuller B, Keyszer G, Kinne RW. Mononuclear phagocytes and rheumatoid synovitis. Mastermind or workhorse in arthritis ?
Arthritis Rheum. 1997 ; 40 : 5-18

Canovas F, Bonnel F. Surgical treatment of rheumatoid polyarthritis.
Rev Prat. 1997 ; 47 : 2031-2034

Cantagrel A. Pathogenesis and immunopathology of rheumatoid polyarthritis.
Rev Prat. 1997 ; 47 : 1992-1997

Cantagrel A. Traitement de la polyarthrite rhumatoïde : la corticothérapie par voie générale.
Rev. Rhum. 1997 ; 64 : 129S-136S

Catrina AI, Lampa J, Ernestam S, af Klint E, Bratt J, Klareskog L, Ulfgren AK. Anti-tumour necrosis factor (TNF)-alpha therapy (etanercept) down-regulates serum matrix metalloproteinase (MMP)-3 and MMP-1 in rheumatoid arthritis.
Rheumatology (Oxford). 2002 ; 41 : 484-489

Chabaud M, Durand JM, Buchs N, Fossiez F, Page G, Frappart L, Miossec P. Human interleukin-17: A T cell-derived proinflammatory cytokine produced by the rheumatoid synovium.
Arthritis Rheum. 1999 ; 42 : 963-970

Chabaud M, Page G, Miossec P. Enhancing effect of IL-1, IL-17, and TNF-alpha on macrophage inflammatory protein-3alpha production in rheumatoid arthritis: regulation by soluble receptors and Th2 cytokines.
J Immunol. 2001 ; 167 : 6015-3020

Charles P, Elliott MJ, Davis D, Potter A, Kalden JR, Antoni C, Breedveld FC, Smolen JS, Eberl G, deWoody K, Feldmann M, Maini RN. Regulation of cytokines, cytokine inhibitors, and acute-phase proteins following anti-TNF-alpha therapy in rheumatoid arthritis.
J Immunol. 1999 ;163 : 1521-1528

Charles PJ, Smeenk RJ, De Jong J, Feldmann M, Maini RN. Assessment of antibodies to double-stranded DNA induced in rheumatoid arthritis patients following treatment with infliximab, a monoclonal antibody to tumor necrosis factor alpha: findings in open-label and randomized placebo-controlled trials.
Arthritis Rheum. 2000 ; 43 : 2383-2290

Chen E, Keystone EC, Fish EN. Restricted cytokine expression in rheumatoid arthritis.
Arthritis Rheum. 1993 ; 36 : 901-910

Cheung NT, Mattey DL, Dawes PT, Taylor DJ. Serum pro-matrix metalloproteinase 3 in rheumatoid arthritis: a reflection of local or systemic inflammation?
Arthritis Rheum. 1996 ; 39 : 884-886

Chikanza IC. Juvenile rheumatoid arthritis: therapeutic perspectives.
Paediatr Drugs. 2002 ; 4 : 335-348

Cobb S, Anderson F, Baue rW. Lenght of life and cause of death in rheumatoid arthritis.
N Eng J Med. 1953 ; 249 : 553-556

Cohen SB, Katsikis PD, Chu CQ, Thomssen H, Webb LM, Maini RN, Londei M, Feldmann M. High level of interleukin-10 production by the activated T cell population within the rheumatoid synovial membrane.
Arthritis Rheum. 1995 ; 38 : 946-952

Collins SL, Moore RA, McQuay HJ. The visual analogue pain intensity scale: what is moderate pain in millimetres?
Pain. 1997 ; 72 : 95-97

Combe B. Can the outcome of rheumatoid arthritis be predicted at the onset of the disease?.
Rev Rhum Ed Fr. 1994 ; 61 : 477-449

Combe B. Mortality and synovial rheumatoid arthritis.
Synoviale 1995 ; 39 : 28-32

Combe B. Prognostic factors in early inflammatory arthritis.
Rev Med Interne. 1996 ; 17 : 224-230

Combe B. Course, follow-up and prognosis of rheumatoid polyarthritis.
Rev Prat. 1997 ; 47: 2017-2021

Combe B. Stratégie des traitements de fond de la polyarthrite rhumatoïde.
Rev. Rhum. 1997 ; 64 : 183S-191S

Cush JJ, Splawski JB, Thomas R, McFarlin JE, Schulze-Koops H, Davis LS, Fujita K, Lipsky PE. Elevated interleukin-10 levels in patients with rheumatoid arthritis.
Arthritis Rheum. 1995 ; 38 : 96-104

Cush JJ, Tugwell P, Weinblatt M, Yocum D. US consensus guidelines for the use of cyclosporin A in rheumatoid arthritis.
J Rheumatol. 1999 ; 26 : 1176-1186

Davis LS, Cush JJ, Schulze-Koops H, Lipsky PE. Rheumatoid synovial CD4+ T cells exhibit a reduced capacity to differentiate into IL-4-producing T-helper-2 effector cells.
Arthritis Res. 2001 ; 3 : 54-64

Day R. Adverse reactions to TNF-alpha inhibitors in rheumatoid arthritis.
Lancet. 2002 ; 359 : 540-541

Dayer JM. Interleukin-18, rheumatoid arthritis, and tissue destruction.
J Clin Invest. 1999 ; 104 : 1337-1339

De Bandt M, Meyer O. Extra-articular manifestations of rheumatoid polyarthritis.
Rev Prat. 1997 ; 47 : 2012-2016

Dechanet J, Merville P, Durand I, Banchereau J, Miossec P. The ability of synoviocytes to support terminal differentiation of activated B cells may explain plasma cell accumulation in rheumatoid synovium.
J Clin Invest. 1995 ; 95 : 456-463

den Broeder AA, Joosten LA, Saxne T, Heinegard D, Fenner H, Miltenburg AM, Frasa WL, van Tits LJ, Buurman WA, van Riel PL, van de Putte LB, Barrera P. Long term anti-tumour necrosis factor alpha monotherapy in rheumatoid arthritis: effect on radiological course and prognostic value of markers of cartilage turnover and endothelial activation.
Ann Rheum Dis. 2002 ; 61 : 311-318

Despres N, Boire G, Lopez-Longo FJ, Menard HA. The Sa system: a novel antigen-antibody system specific for rheumatoid arthritis.
J Rheumatol. 1994 ; 21 : 1027-1033

Dolhain RJ, van der Heiden AN, ter Haar NT, Breedveld FC, Miltenburg AM. Shift toward T lymphocytes with a T helper 1 cytokine-secretion profile in the joints of patients with rheumatoid arthritis.
Arthritis Rheum. 1996 ; 39 : 1961-1969

Dougados M. Diagnosis of early rheumatoid polyarthritis.
Rev Prat. 1997 ; 47 : 1998-2004

Dumont D, Boissier MC. Articular and tendon manifestations indicating the stage of rheumatoid polyarthritis.
Rev Prat. 1997 ; 47 : 2005-2011

Elliott MJ, Maini RN, Feldmann M, Kalden JR, Antoni C, Smolen JS, Leeb B, Breedveld FC, Macfarlane JD, Bijl H, et al. Randomised double-blind comparison of chimeric monoclonal antibody to tumour necrosis factor alpha (cA2) versus placebo in rheumatoid arthritis.
Lancet. 1994 ; 344 : 1105-1110

Emery P, Symmons DP. What is early rheumatoid arthritis ?: definition and diagnosis.
Baillieres Clin Rheumatol. 1997 ; 11 : 13-26

Fautrel B, Cherin P. Value of anti-TNF-alpha molecules in inflammatory and infectious diseases.
Rev Med Interne. 2000 ; 21 : 872-888

Feldman M, Taylor P, Paleolog E, Brennan FM, Maini RN. Anti-TNF alpha therapy is useful in rheumatoid arthritis and Crohn's disease: analysis of the mechanism of action predicts utility in other diseases.
Transplant Proc. 1998 ; 30 : 4126-4127

Firestein GS, Alvaro-Gracia JM, Maki R, Alvaro-Garcia JM. Quantitative analysis of cytokine gene expression in rheumatoid arthritis.
J Immunol. 1990 ; 144 : 3347-3353

Garcia-de la Torre I, Miranda-Mendez L. Studies of antinuclear antibodies in rheumatoid arthritis.

J Rheumatol. 1982 ; 9 : 603-606

Genestier L, Paillot R, Quemeneur L, Izeradjene K, Revillard JP. Mechanisms of action of methotrexate.

Immunopharmacology. 2000 ; 47 : 247-257

Gillett HR, Arnott ID, McIntyre M, Campbell S, Dahele A, Priest M, Jackson R, Ghosh S. Successful infliximab treatment for steroid-refractory celiac disease: a case report.

Gastroenterology. 2002 ; 122 : 800-805

Gioud M, Kaci MA, Monier JC. Histone antibodies in systemic lupus erythematosus. A possible diagnostic tool.

Arthritis Rheum. 1982 ; 25 : 407-413

Goldbach-Mansky R, Lee J, McCoy A, Hoxworth J, Yarboro C, Smolen JS, Steiner G, Rosen A, Zhang C, Menard HA, Zhou ZJ, Palosuo T, Van Venrooij WJ, Wilder RL, Klippel JH, Schumacher HR Jr, El-Gabalawy HS. Rheumatoid arthritis associated autoantibodies in patients with synovitis of recent onset.

Arthritis Res. 2000 ; 2 :236-243

Goupille P. Grossesse et polyarthrite rhumatoïde.

Rev. Rhum. 1997 ; 64 : 174S-182S

Gracie JA, Forsey RJ, Chan WL, Gilmour A, Leung BP, Greer MR, Kennedy K, Carter R, Wei XQ, Xu D, Field M, Foulis A, Liew FY, McInnes IB. A proinflammatory role for IL-18 in rheumatoid arthritis.

J Clin Invest. 1999 ; 104 : 1393-1401

Grange L, Gaudin P, Troussier B, Juvin R. Effet secondaire vasculaire atypique de l'infliximab.

Rhumatologie. 2002 ; 54 : 19

Guillemin F, Briancon S, Klein JM, Sauleau E, Pourel J. Low incidence of rheumatoid arthritis in France.
Scand J Rheumatol. 1994 ; 23 : 264-268

Hayem G, Chazerain P, Combe B, Elias A, Haim T, Nicaise P, Benali K, Eliaou JF, Kahn MF, Sany J, Meyer O. Anti-Sa antibody is an accurate diagnostic and prognostic marker in adult rheumatoid arthritis.
J Rheumatol. 1999 ; 26 : 7-13

Holmdahl R, Bockermann R, Backlund J, Yamada H. The molecular pathogenesis of collagen-induced arthritis in mice--a model for rheumatoid arthritis.
Ageing Res Rev. 2002 ; 1 : 135-147

Houssien DA, Jonsson T, Davies E, Scott DL. Clinical significance of IgA rheumatoid factor subclasses in rheumatoid arthritis.
J Rheumatol. 1997 ; 24 : 2119-2122

Huang F, Gu J, Zhao W, Zhu J, Zhang J, Yu DT. One-year open-label trial of thalidomide in ankylosing spondylitis.
Arthritis Rheum. 2002 ; 47 : 249-254

Huizinga TW, Dijkmans BA, van der Velde EA, van de Pouw Kraan TC, Verweij CL, Breedveld FC. An open study of pentoxyfylline and thalidomide as adjuvant therapy in the treatment of rheumatoid arthritis.
Ann Rheum Dis. 1996 ; 55 : 833-836

Jacobsohn DA, Vogelsang GB. Novel pharmacotherapeutic approaches to prevention and treatment of GVHD.
Drugs. 2002 ; 62 : 879-889

Jantti J, Aho K, Kaarela K, Kautiainen H. Work disability in an inception cohort of patients with seropositive rheumatoid arthritis: a 20 year study.
Rheumatology (Oxford). 1999 ; 38 : 1138-1141

Joosten LA, Helsen MM, Saxne T, van De Loo FA, Heinegard D, van Den Berg WB. IL-1 alpha beta blockade prevents cartilage and bone destruction in murine type II collagen-induced arthritis, whereas TNF-alpha blockade only ameliorates joint inflammation.
J Immunol. 1999 ; 163 : 5049-5055

Jorgensen C. For practical.
Rev Prat. 1997 ; 47 : 2035-2037

Jorgensen C. Influences des facteurs hormonaux sur la susceptibilité à la polyarthrite rhumatoïde. Conséquences thérapeutiques.
Rev. Rhum. 1997 ; 64 : 171S-173S

Jouvenne P, Fossiez F, Banchereau J, Miossec P. High levels of neutralizing autoantibodies against IL-1 alpha are associated with a better prognosis in chronic polyarthritis: a follow-up study.
Scand J Immunol. 1997 ; 46 : 413-418

Kahan A. L'infliximab (Remicade®) dans le traitement de la polyarthrite rhumatoïde.
Lettre Rhum. 2000 ; 266 : 24S-29S

Katrib A, Tak PP, Bertouch JV, Cuello C, McNeil HP, Smeets TJ, Kraan MC, Youssef PP. Expression of chemokines and matrix metalloproteinases in early rheumatoid arthritis.
Rheumatology (Oxford). 2001 ; 40 : 988-994

Kavanaugh A, St Clair EW, McCune WJ, Braakman T, Lipsky P. Chimeric anti-tumor necrosis factor-alpha monoclonal antibody treatment of patients with rheumatoid arthritis receiving methotrexate therapy.
J Rheumatol. 2000 ; 27 : 841-850

Keane J, Gershon S, Wise RP, Mirabile-Levens E, Kasznica J, Schwieterman WD, Siegel JN, Braun MM. Tuberculosis associated with infliximab, a tumor necrosis factor alpha-neutralizing agent.
N Engl J Med. 2001 ; 345 : 1098-1104

Kim JM, Weisman MH. When does rheumatoid arthritis begin and why do we need to know? *Arthritis Rheum. 2000 ; 43 : 473-484*

Kim W, Min S, Cho M, Youn J, Min J, Lee S, Park S, Cho C, Kim H, Kim WU, Min SY, Cho ML, Min DJ, Lee SH, Park SH, Cho CS, Kim HY. The role of IL-12 in inflammatory activity of patients with rheumatoid arthritis (RA). *Clin Exp Immunol. 2000 ; 119 : 175-181*

Kirwan JR, Russell AS. Systemic glucocorticoid treatment in rheumatoid arthritis--a debate. *Scand J Rheumatol. 1998 ; 27 : 247-251*

Kirwan JR. The effect of glucocorticoids on joint destruction in rheumatoid arthritis. The Arthritis and Rheumatism Council Low-Dose Glucocorticoid Study Group. *N Engl J Med. 1995 ; 333 : 142-146*

Koetz K, Bryl E, Spickschen K, O'Fallon WM, Goronzy JJ, Weyand CM. T cell homeostasis in patients with rheumatoid arthritis. *Proc Natl Acad Sci U S A. 2000 ; 97 : 9203-9208*

Kroot EJ, de Jong BA, van Leeuwen MA, Swinkels H, van den Hoogen FH, van't Hof M, van de Putte LB, van Rijswijk MH, van Venrooij WJ, van Riel PL. The prognostic value of anti-cyclic citrullinated peptide antibody in patients with recent-onset rheumatoid arthritis. *Arthritis Rheum. 2000 ; 43 : 1831-1835*

Laboratoire Schering Plough. Dossier de référencement REMICADE® 100 mg (infliximab). Mars 2000

Laboratoire Schering Plough. Monographie REMICADE® infliximab. Octobre 1999

Lapadula G, Iannone F, Dell'Accio F, Covelli M, Pipitone V. Interleukin-10 in rheumatoid arthritis. *Clin Exp Rheumatol. 1995 ; 13 : 629-632*

Le Goff P, Muller S, Lelong A, Jouquan J, Youinou P. [Among the antinuclear antibodies in rheumatoid polyarthritis: antihistone antibodies detected by an immunoenzymatic technic] *Rev Rhum Mal Osteoartic. 1988 ; 55 : 919-922*

Lineker S, Badley E, Charles C, Hart L, Streiner D. Defining morning stiffness in rheumatoid arthritis.
J Rheumatol. 1999 ; 26 : 1052-1057

Lipsky PE, van der Heijde DM, St Clair EW, Furst DE, Breedveld FC, Kalden JR, Smolen JS, Weisman M, Emery P, Feldmann M, Harriman GR, Maini RN. Infliximab and methotrexate in the treatment of rheumatoid arthritis. Anti-Tumor Necrosis Factor Trial in Rheumatoid Arthritis with Concomitant Therapy Study Group.
N Engl J Med. 2000 ; 343 : 1594-1602

Lorenz HM. Biological agents: a novel approach to the therapy of rheumatoid arthritis.
Expert Opin Investig Drugs. 2000 ; 9 : 1479-1490

Lorenz HM. Technology evaluation: adalimumab, Abbott laboratories.
Curr Opin Mol Ther. 2002 ; 4 : 185-190

Maeda T, Yamada H, Nagamine R, Shuto T, Nakashima Y, Hirata G, Iwamoto Y. Involvement of CD4+,CD57+ T cells in the disease activity of rheumatoid arthritis.
Arthritis Rheum. 2002 ; 46 : 379-384

Maini RN, Breedveld FC, Kalden JR, Smolen JS, Davis D, Macfarlane JD, Antoni C, Leeb B, Elliott MJ, Woody JN, Schaible TF, Feldmann M. Therapeutic efficacy of multiple intravenous infusions of anti-tumor necrosis factor alpha monoclonal antibody combined with low-dose weekly methotrexate in rheumatoid arthritis.
Arthritis Rheum. 1998 ; 41 : 1552-1563

Maini R, St Clair EW, Breedveld F, Furst D, Kalden J, Weisman M, Smolen J, Emery P, Harriman G, Feldmann M, Lipsky P. Infliximab (chimeric anti-tumour necrosis factor alpha monoclonal antibody) versus placebo in rheumatoid arthritis patients receiving concomitant methotrexate: a randomised phase III trial. ATTRACT Study Group.
Lancet. 1999 ; 354 : 1932-1939

Maksymowych WP, Avina-Zubieta A, Luong MH, Russell AS. An open study of pentoxifylline in the treatment of severe refractory rheumatoid arthritis.
J Rheumatol. 1995 ; 22 : 625-629

Mamula P, Markowitz JE, Brown KA, Hurd LB, Piccoli DA, Baldassano RN. Infliximab as a novel therapy for pediatric ulcerative colitis.
J Pediatr Gastroenterol Nutr. 2002 ; 34 : 307-311

Manicourt DH, Fujimoto N, Obata K, Thonar EJ. Levels of circulating collagenase, stromelysin-1, and tissue inhibitor of matrix metalloproteinases 1 in patients with rheumatoid arthritis. Relationship to serum levels of antigenic keratan sulfate and systemic parameters of inflammation.
Arthritis Rheum. 1995 ; 38 : 1031-1039

Mansson B, Carey D, Alini M, Ionescu M, Rosenberg LC, Poole AR, Heinegard D, Saxne T. Cartilage and bone metabolism in rheumatoid arthritis. Differences between rapid and slow progression of disease identified by serum markers of cartilage metabolism.
J Clin Invest. 1995 ; 95 : 1071-1077

Marotte H, Charrin JE, Miossec P. Infliximab-induced aseptic meningitis.
Lancet. 2001 ; 358 : 1784

McInnes IB, Liew FY. Interleukin 15: a proinflammatory role in rheumatoid arthritis synovitis.
Immunol Today. 1998 ; 19 : 75-79

Meyer O, Cyna L, Haim T, Ryckewaert A. IgG-type antihistone antibodies. Diagnostic value in rheumatoid polyarthritis, scleroderma, spontaneous and drug-induced lupus.
Rev Rhum Mal Osteoartic. 1984 ; 51 : 303-310

Meyer O. Role of anti-TNF therapy in rheumatoid arthritis.
Presse Med. 2000 ; 29 : 463-468

Mignot G, Sclafer J. Les traitements de la polyarthrite rhumatoïde.
Rev Prescrire. 2000 ; 20 : 759-768

Miossec P, van den Berg W. Th1/Th2 cytokine balance in arthritis.
Arthritis Rheum. 1997 ; 40 : 2105-2015

Miossec P. Physiopathology of rheumatoid polyarthritis.
Ann Biol Clin (Paris). 1997 ; 55 : 319-322

Miossec P. Cytokines et polyarthrite rhumatoïde : de la physiopathologie au traitement.
Lettre Rhum. 2000 ; 266 : 4S-8S

Moreira AL, Sampaio EP, Zmuidzinas A, Frindt P, Smith KA, Kaplan G. Thalidomide exerts its inhibitory action on tumor necrosis factor alpha by enhancing mRNA degradation.
J Exp Med. 1993 ; 177 : 1675-1680

Moreland LW, Russell AS, Paulus HE. Management of rheumatoid arthritis: the historical context.
J Rheumatol. 2001 ; 28 : 1431-1452

Mugnier B, Bouvenot G. Anti-TNF-alpha monoclonal antibodies in the treatment of rheumatoid arthritis.
Rev Med Interne. 2000 ; 21 : 854-862

Nakamura RM. Progress in the use of biochemical and biological markers for evaluation of rheumatoid arthritis.
J Clin Lab Anal. 2000 ; 14 : 305-313

Nelson PN, Reynolds GM, Waldron EE, Ward E, Giannopoulos K, Murray PG. Monoclonal antibodies.
Mol Pathol. 2000 ; 53 : 111-117

O'Dell JR. Anticytokine therapy--a new era in the treatment of rheumatoid arthritis?
N Engl J Med. 1999 ; 340 : 310-312

O'Quinn RP, Miller JL. The effectiveness of tumor necrosis factor alpha antibody (infliximab) in treating recalcitrant psoriasis: a report of 2 cases.
Arch Dermatol. 2002 ; 138 : 644-648

Pai S, Pai L, Birkenfeldt R. Correlation of serum IgA rheumatoid factor levels with disease severity in rheumatoid arthritis.
Scand J Rheumatol. 1998 ; 27 : 252-256

Paleolog EM, Hunt M, Elliott MJ, Feldmann M, Maini RN, Woody JN. Deactivation of vascular endothelium by monoclonal anti-tumor necrosis factor alpha antibody in rheumatoid arthritis.
Arthritis Rheum. 1996 ; 39 : 1082-1091

Polisson R. Nonsteroidal anti-inflammatory drugs: practical and theoretical considerations in their selection.
Am J Med. 1996 ; 100 : 31S-36S

Pope RM. Rheumatoid arthritis: pathogenesis and early recognition.
Am J Med. 1996 ; 100 : 3S-9S

Posthumus MD, Limburg PC, Westra J, Cats HA, Stewart RE, van Leeuwen MA, van Rijswijk MH. Serum levels of matrix metalloproteinase-3 in relation to the development of radiological damage in patients with early rheumatoid arthritis.
Rheumatology (Oxford). 1999 ; 38 : 1081-1087

Posthumus MD, Limburg PC, Westra J, van Leeuwen MA, van Rijswijk MH. Serum matrix metalloproteinase 3 in early rheumatoid arthritis is correlated with disease activity and radiological progression.
J Rheumatol. 2000 ; 27 : 2761-2768

Rankin EC, Choy EH, Kassimos D, Kingsley GH, Sopwith AM, Isenberg DA, Panayi GS. The therapeutic effects of an engineered human anti-tumour necrosis factor alpha antibody (CDP571) in rheumatoid arthritis.
Br J Rheumatol. 1995 ; 34 : 334-342

Revillard, Prescription et interprétation des examens immunologiques.
In : De Boeck Université, 4ème eds. Immunologie. 2001 : 487-499

Ribbens C, Andre B, Jaspar JM, Kaye O, Kaiser MJ, De Groote D, Malaise MG. Matrix metalloproteinase-3 serum levels are correlated with disease activity and predict clinical response in rheumatoid arthritis.
J Rheumatol. 2000 ; 27 : 888-893

Salih AM, Nixon NB, Dawes PT, Mattey DL. with rheumatoid arthritis complicated by peripheral neuropathy.
J Rheumatol. 1999 ; 26 : 551-555

Sany J. Medical treatment of rheumatoid polyarthritis.
Rev Prat. 1997 ; 47 : 2023-2029

Sany J, La polyarthrite rhumatoïde de l'adulte.
In : John Libbey, eds. Eurotext, Paris : 1999 :279 p

Sany J. Novel biologic approaches to the treatment of rheumatoid arthritis.
Rev Rhum Engl Ed. 1999 ; 66 : 548-559

Sany J. Les inhibiteurs du TNF-α dans le traitement de la polyarthrite rhumatoïde.
Lettre Rhum. 2000 ; 266 : 17S-23S

Saraux A, Guedes C, Allain J, Devauchelle V, Valls I, Lamour A, Guillemin F, Youinou P, Le Goff P. Prevalence of rheumatoid arthritis and spondyloarthropathy in Brittany, France. Société de Rhumatologie de l'Ouest.
J Rheumatol. 1999 ; 26 : 2622-2627

Saraux A, Berthelot JM, Chales G, Le Henaff C, Mary JY, Thorel JB, Hoang S, Dueymes M, Allain J, Devauchelle V, Baron D, Le Goff P, Youinou P. Value of laboratory tests in early prediction of rheumatoid arthritis.
Arthritis Rheum. 2002 ; 47 : 155-165

Scallon BJ, Moore MA, Trinh H, Knight DM, Ghrayeb J. Chimeric anti-TNF-alpha monoclonal antibody cA2 binds recombinant transmembrane TNF-alpha and activates immune effector functions.
Cytokine. 1995 ; 7 : 251-259

Schellekens GA, de Jong BA, van den Hoogen FH, van de Putte LB, van Venrooij WJ. Citrulline is an essential constituent of antigenic determinants recognized by rheumatoid arthritis-specific autoantibodies.
J Clin Invest. 1998 ; 101 : 273-281

Schiff M. Emerging treatments for rheumatoid arthritis.
Am J Med. 1997 ; 102 : 11S-15S

Scott DL, Laasonen L, Priolo F, Houssien DA, Bacarini L, Cerase A, Cammisa M. The radiological assessment of rheumatoid arthritis.
Clin Exp Rheumatol. 1997 ; 15 : 53S-61S

Scott DL. Clinical guidelines for management.
Baillieres Clin Rheumatol. 1997 ; 11 : 157-179

Sebbag M, Parry SL, Brennan FM, Feldmann M. Cytokine stimulation of T lymphocytes regulates their capacity to induce monocyte production of tumor necrosis factor-alpha, but not interleukin-10: possible relevance to pathophysiology of rheumatoid arthritis.
Eur J Immunol. 1997 ; 27 : 624-632

141

Silman AJ, Pearson JE. Epidemiology and genetics of rheumatoid arthritis.
Arthritis Res. 2002 ; 4 : 265S-272S

Simon AK, Seipelt E, Sieper J. Divergent T-cell cytokine patterns in inflammatory arthritis.
Proc Natl Acad Sci U S A. 1994 ; 91 : 8562-8566

So A, Chamot AM, Peclat V, Gerster JC. Serum MMP-3 in rheumatoid arthritis: correlation with systemic inflammation but not with erosive status.
Rheumatology (Oxford). 1999 ; 38 : 407-410

Solau-Gervais E, Dubucquoi S, Virecoulon F, Flipo RM, Prin F, Delcambre B. Filaggrine citrullinée : évaluation d'un test ELISA au cours des rhumatismes inflammatoires chroniques.
Rhumatologie. 2001 ; 53 : 19-20

St Clair EW, Wagner CL, Fasanmade AA, Wang B, Schaible T, Kavanaugh A, Keystone EC. The relationship of serum infliximab concentrations to clinical improvement in rheumatoid arthritis: results from ATTRACT, a multicenter, randomized, double-blind, placebo-controlled trial.
Arthritis Rheum. 2002 ; 46 : 1451-1459

Stasi R, Amadori S. Infliximab chimaeric anti-tumour necrosis factor alpha monoclonal antibody treatment for patients with myelodysplastic syndromes.
Br J Haematol. 2002 ; 116 : 334-337

Tak PP, Taylor PC, Breedveld FC, Smeets TJ, Daha MR, Kluin PM, Meinders AE, Maini RN. Decrease in cellularity and expression of adhesion molecules by anti-tumor necrosis factor alpha monoclonal antibody treatment in patients with rheumatoid arthritis.
Arthritis Rheum. 1996 ; 39 : 1077-1081

Taylor PC, Peters AM, Paleolog E, Chapman PT, Elliott MJ, McCloskey R, Feldmann M, Maini RN. Reduction of chemokine levels and leukocyte traffic to joints by tumor necrosis factor alpha blockade in patients with rheumatoid arthritis.
Arthritis Rheum. 2000 ; 43 : 38-47

Tebib J., Gaudefroy R., Jomand M., Moreira A., Letroublon M.C., Fabien N. Apparition des auto-anticorps au cours des traitements anti-TNF-α dans la polyarthrite rhumatoïde et les spondyarthropathies séronégatives.
Rhumatologie. 2002 ; 54 : 51

Tozzoli R, Bizzaro N, Tonutti E, Villalta D, Bassetti D, Manoni F, Piazza A, Pradella M, Rizzotti P. Guidelines for the laboratory use of autoantibody tests in the diagnosis and monitoring of autoimmune rheumatic diseases.
Am J Clin Pathol. 2002 ; 117 : 316-324

Van den Berg WB. Uncoupling of inflammatory and destructive mechanisms in arthritis.
Semin Arthritis Rheum. 2001 ; 30 : 7-16

Van den Bosch F, Kruithof E, Baeten D, De Keyser F, Mielants H, Veys EM. Effects of a loading dose regimen of three infusions of chimeric monoclonal antibody to tumour necrosis factor alpha (infliximab) in spondyloarthropathy: an open pilot study.
Ann Rheum Dis. 2000 ; 59 : 428-433

Van Den Bosch F, Kruithof E, Baeten D, Herssens A, de Keyser F, Mielants H, Veys EM. Randomized double-blind comparison of chimeric monoclonal antibody to tumor necrosis factor alpha (infliximab) versus placebo in active spondylarthropathy.
Arthritis Rheum. 2002 ; 46 : 755-765

Van Oosten BW, Barkhof F, Truyen L, Boringa JB, Bertelsmann FW, von Blomberg BM, Woody JN, Hartung HP, Polman CH. Increased MRI activity and immune activation in two multiple sclerosis patients treated with the monoclonal anti-tumor necrosis factor antibody cA2.
Neurology. 1996 ; 47 : 1531-1534

Van Zeben D, Hazes JM, Zwinderman AH, Cats A, van der Voort EA, Breedveld FC. Clinical significance of rheumatoid factors in early rheumatoid arthritis: results of a follow up study. *Ann Rheum Dis. 1992 ; 51 : 1029-1035*

Vandenbroucke JP, Hazevoet HM, Cats A. Survival and cause of death in rheumatoid arthritis: a 25-year prospective followup.
J Rheumatol. 1984 ; 11 : 158-161

Veale DJ, Maple C, Kirk G, McLaren M, Belch JJ. Soluble cell adhesion molecules--P-selectin and ICAM-1, and disease activity in patients receiving sulphasalazine for active rheumatoid arthritis.
Scand J Rheumatol. 1998 ; 27 : 296-299

Verhagen AP, de Vet HC, de Bie RA, Kessels AG, Boers M, Knipschild PG. Balneotherapy for rheumatoid arthritis and osteoarthritis.
Cochrane Database Syst Rev. 2000 ; 2 : 518

Verhoef CM, van Roon JA, Vianen ME, Bijlsma JW, Lafeber FP. Interleukin 10 (IL-10), not IL-4 or interferon-gamma production, correlates with progression of joint destruction in rheumatoid arthritis.
J Rheumatol. 2001 ; 28 : 1960-1966

Weinblatt ME. Rheumatoid arthritis: treat now, not later!
Ann Intern Med. 1996 ; 124 : 773-774

Weinblatt ME, Reda D, Henderson W, Giobbie-Hurder A, Williams D, Diani A, Docsa S. Sulfasalazine treatment for rheumatoid arthritis: a metaanalysis of 15 randomized trials.
J Rheumatol. 1999 ; 26 : 2123-2130

Wendling D, Toussirot E. TNF-alpha-targeted therapy in rheumatoid arthritis.
Rev Rhum Engl Ed. 1999 ; 66 : 187-191

Weyand CM, Goronzy JJ. HLA molecules in rheumatoid arthritis. It's time for changing the model.
Rev Rhum Ed Fr. 1994 ; 61 : 393-398

Weyand CM, Goronzy JJ. Premature immunosenescence in rheumatoid arthritis.
J Rheumatol. 2002 ; 29 : 1141-1146

Wolfe F, Cush JJ, O'Dell JR, Kavanaugh A, Kremer JM, Lane NE, Moreland LW, Paulus HE, Pincus T, Russell AS, Wilskie KR. Consensus recommendations for the assessment and treatment of rheumatoid arthritis.
J Rheumatol. 2001 ; 28 : 1423-1430

Wolfe F, O'Dell JR, Kavanaugh A, Wilske K, Pincus T. Evaluating severity and status in rheumatoid arthritis.
J Rheumatol. 2001 ; 28 : 1453-1462

Yamanaka H, Matsuda Y, Tanaka M, Sendo W, Nakajima H, Taniguchi A, Kamatani N. Serum matrix metalloproteinase 3 as a predictor of the degree of joint destruction during the six months after measurement, in patients with early rheumatoid arthritis.
Arthritis Rheum. 2000 ; 43 : 852-858

Yoshihara Y, Obata K, Fujimoto N, Yamashita K, Hayakawa T, Shimmei M. Increased levels of stromelysin-1 and tissue inhibitor of metalloproteinases-1 in sera from patients with rheumatoid arthritis.
Arthritis Rheum. 1995 ; 38 : 969-975

Youinou P, Brousse A, Le Goff P. Anti-histone antibodies in rheumatoid arthritis.
Rev Rhum Mal Osteoartic. 1984 ; 51 : 419-420

Yudoh K, Matsuno H, Nakazawa F, Yonezawa T, Kimura T. Reduced expression of the regulatory CD4+ T cell subset is related to Th1/Th2 balance and disease severity in rheumatoid arthritis.
Arthritis Rheum. 2000 ; 43 : 617-627

ANNEXES

ANNEXE 1

Fiche Myosotis

```
Numéro    2002
Nom  ........     Prénom  .........     Sexe M/F  .
DDN  ../../....   Date prélevement ../../....   Age  ....
Service  ...      Diagnostic  ......
Début rémicade  ../../....     délai début/prél  ......
Arrêt rémicade  ../../....     délai fin/prel  ......
Synd lupique 0.1.2  .          N° injection  ...     Clinique  ........
```

```
ANF    .......   Aspect  ..   Nep FR  ......        CIC 1q  ......
Mito   ......                 FR IgG Pel......      PEG  ......
ML     ......                 FR IgA Pel......      CH50  ......
Coll   ......                 FR IgM Pel......
Cyto   ......                 FR IgA latex......
TPO    ......                 FR IgM latex......
TG     ......

ADN    ......
```
                                                    Marchepied .


```
        Anti rémicade IgM  ........
        MMP-3  ........
        CD 106  ........
        Immunoscan  ........
        TNF  ........
        TNF récept  ........
```

```
Autre chiffre  ........     Autre lettre  .........
Autre chiffre  ........     Autre lettre  .........
Autre chiffre  ........     Autre lettre  .........
Autre chiffre  ........     Autre lettre  .........
Autre chiffre  ........     Autre lettre  .........
Autre chiffre  ........     Autre lettre  .........
Autre chiffre  ........     Autre lettre  .........
Autre chiffre  ........     Autre lettre  .........
Autre chiffre  ........     Autre lettre  .........
Autre chiffre  ........     Autre lettre  .........
```
                                                    Marchepied .

ANNEXE 2

Gamme d'étalonnage MMP-3

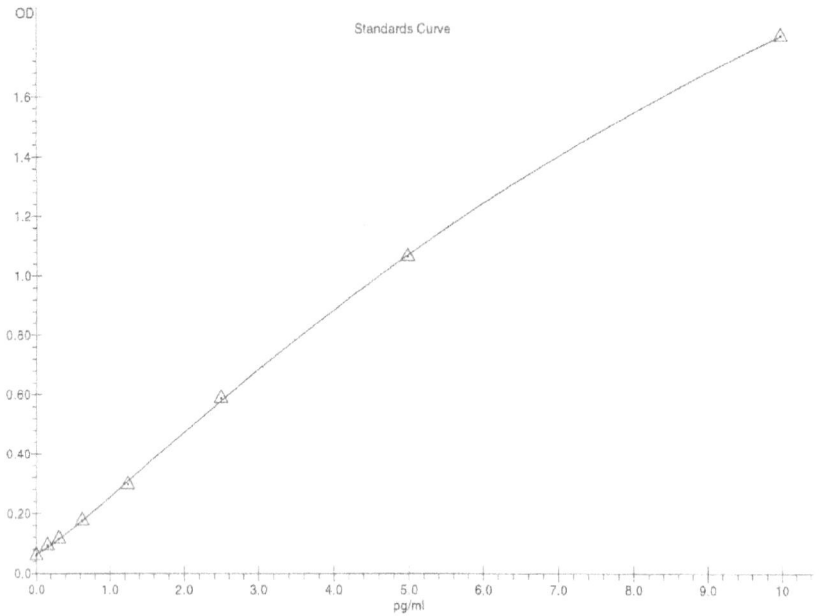

Standards Curve

ANNEXE 3

Gamme d'étalonnage anticorps anti-CCP

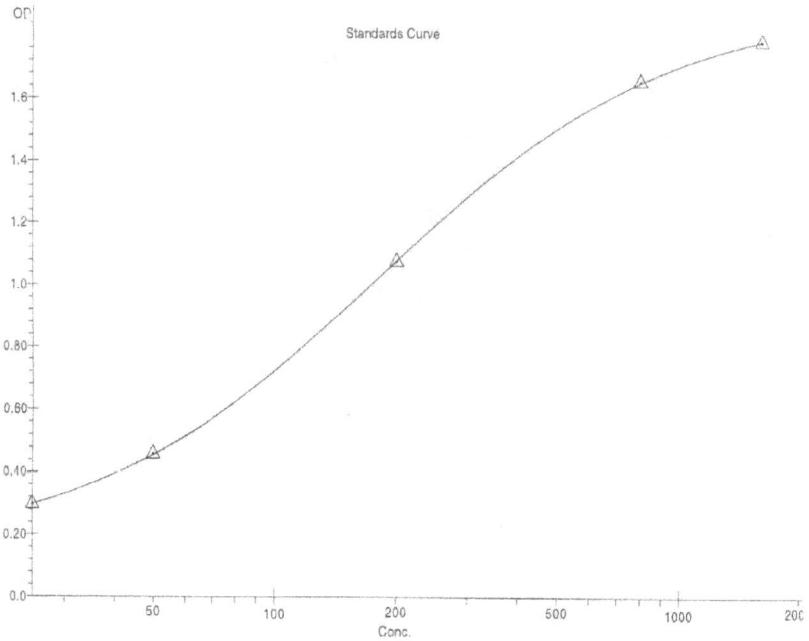

Standards Curve

EFFETS DU REMICADE® SUR LE SYSTEME IMMUNITAIRE
AU COURS DE LA POLYARTHRITE RHUMATOÏDE

Thèse soutenue le 8 Novembre 2002
Par Patricia AGUILAR

Résumé :

Depuis 1993, année de sa mise au point, le REMICADE®, agent modulant le TNF-α qui a un rôle établi dans la pathogénie de la PR, semble prendre une place majeure dans le traitement de cette pathologie. Les résultats des différentes études réalisées sur l'utilisation de ce médicament ont montré son efficacité d'un point de vue clinique, biologique et même radiographique.

Le but de ce travail était d'étudier les effets du REMICADE® à long terme chez des patients atteints de PR, sur le plan biologique avec l'étude des marqueurs de l'inflammation classiques tels que la VS et la CRP et un marqueur plus particulier la MMP-3, ainsi que sur le plan immunologique avec l'étude des différents auto-anticorps présents au cours de la PR.

Nos résultats ont montré que le REMICADE® entraînait une diminution très rapide des marqueurs de l'inflammation et en particulier de la MMP-3 qui retrouve un taux basal dès le début de traitement, indiquant que le REMICADE® neutralise spécifiquement l'inflammation au niveau articulaire. Sur le plan immunologique, les effets du REMICADE® sont variés : augmentation des anticorps anti-nucléaires, apparition d'anticorps anti-ADN, aucun effet sur les anticorps anti-peptides cycliques citrullinés dont le dosage est plus un élément de diagnostic et résultats variables pour les anticorps anti-histones en fonction de la méthode utilisée.

Le suivi des différents paramètres étudiés chez des malades atteints de PR, sous traitement par REMICADE® est indispensable pour évaluer à long terme l'efficacité de ce nouveau médicament qui pose un problème économique vu son coût élevé.

Mots clés : Polyarthrite rhumatoïde, REMICADE® Système imunitaire

Directeur de Thèse	Intitulé du Service	Nature	
Professeur G FAURE	Laboratoire d'Immunologie Faculté de Médecine NANCY	Expérimentale Bibliographique Thème	☑ ☐ 3-5-6

Thèmes :

1 - Sciences fondamentales	2 – Hygiène /Environnement
3 – Médicament	4 – Alimentation/Nutrition
5 – Biologie	6 – Pratique professionnelle

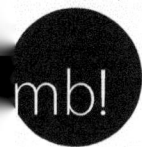

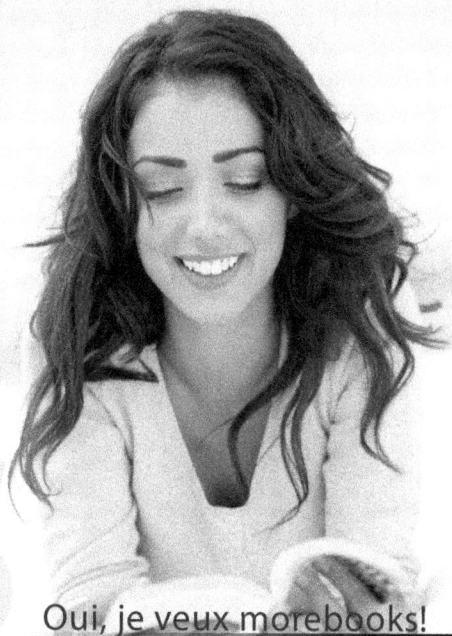

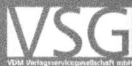

www.ingramcontent.com/pod-product-compliance
Lightning Source LLC
Chambersburg PA
CBHW021059210326
41598CB00016B/1260